C. ERGGELET

Die Behandlung von Gelenkknorpeldefekten

MIT 67 ÜBERWIEGEND 4-FARBIGEN ABBILDUNGEN
IN 129 EINZELDARSTELLUNGEN

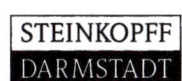 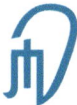

STEINKOPFF
DARMSTADT

Priv.-Doz. Dr. med. habil. CHRISTOPH ERGGELET
Department für Orthopädie und Traumatologie
Klinikum der Universität Freiburg
Hugstetter Str. 55, D-79106 Freiburg

ISBN 978-3-642-62169-7   ISBN 978-3-7985-1938-1 (eBook)
DOI 10.1007/978-3-7985-1938-1

Bibliografische Information Der Deutschen Bibliothek
Die Deutsche Bibliothek verzeichnet diese Publikation in der Deutschen Nationalbibliografie;
detaillierte bibliografische Daten sind im Internet über <http://dnb.ddb.de> abrufbar.

© Springer-Verlag Berlin Heidelberg 2004
Ursprunlich erschienen bei Steinkopff Verlag Darmstadt 2004
Softcover reprint of the hardcover 1st edition 2004

Herstellung: Klemens Schwind
Umschlaggestaltung: Erich Kirchner, Heidelberg
Zeichnungen: Rose Baumann, Schriesheim
Satz: K+V Fotosatz GmbH, Beerfelden

SPIN 10968147   105/7231-5 4 3 2 1 0 – Gedruckt auf säurefreiem Papier

Zum Buch

Das Thema ‚Gelenkknorpeldefekte' ist vielleicht nicht mehr so *in* oder *hip* wie es noch vor 5 Jahren war – aber es ist unverändert aktuell. Wie viele Menschen in Ihrer Sprechstunde, Ihrer Praxis oder Ihrem Bekanntenkreis klagen über Schmerzen der Gelenke mit Funktionseinschränkung und Leistungsminderung?

Sie wollen behandeln, helfen und beraten oder auch nur verstehen. Medizinische Studien, Empfehlungen und Hochglanzprospekte geben Informationen und empfehlen Lösungsmöglichkeiten. Es gibt – leider – keine *Quick-Fix*-Methode zur schnellen und erfolgreichen Behandlung von Knorpeldefekten – zu lückenhaft ist das Wissen von Ärzten und Forschern, zu vielschichtig der Zusammenhang zwischen morphologischem Defekt und fühlbarem Schmerz.

Nur die individuell und fein abgestimmte Kombination von Behandlungsansätzen kann zum Erfolg führen und setzt die umfassende Kenntnis verschiedener konservativer und operativer Therapieoptionen sowie präventiver Maßnahmen voraus. Was gibt es heute für Möglichkeiten, wann ist ihr Einsatz sinnvoll und wie funktionieren sie? Das vorliegende Buch soll helfen, diese Fragen zu beantworten.

Dank

Keine Operation oder medizinische Studie kann alleine erfolgreich durchgeführt werden, kein Erfahrungsschatz alleine zusammengetragen werden, kein Fachartikel kann alleine recherchiert werden – geschweige denn ein Buch. Mein Dank gilt an dieser Stelle allen, die mich in diesem Projekt unterstützt haben, sei es durch kritische Fragen, ausführliche Antworten, tatkräftige Hilfe oder geduldiges Warten.

Besonders erwähnen möchte ich allerdings Frau Dr. G. Volkert und Frau P. Elster, Steinkopff Verlag, die mit ihrer herzlichen und kompetenten Unterstützung meine Ideen in geordnete Bahnen gelenkt haben. Die exzellente graphische Darstellung des Themas gelang Frau R. Baumann und verdient ebenfalls großen Dank.

Freiburg, im August 2004   CHRISTOPH ERGGELET

Inhaltsverzeichnis

Einführung

Biologie des Gelenkknorpels

Der intakte menschliche Gelenkknorpel wird als hyalin beschrieben und erreicht im Bereich des Kniegelenkes eine Dicke von bis zu 5 mm. Seinem komplizierten und einzigartigen Aufbau verdankt er die Fähigkeiten der mechanischen Dämpfung sowie des fast reibungslosen Gleitens der korrespondierenden Gelenkflächen.

Im histologischen Bild kommen 4 Zonen zur Darstellung, welche sich durch Aufbau und Anordnung der Gewebsbestandteile unterscheiden. In einer dünnen, oberflächlichen Zone finden sich verhältnismäßig viele Knorpelzellen (Chondrozyten), welche parallel zur Gelenkfläche liegen und verhältnismäßig eng aneinander gelagert sind. In der darunter liegenden Übergangszone ist die Zellanordnung nicht mehr ganz so dicht, auch die Ausrichtung der Chondrozyten ist nicht so streng. In der tiefen Zone finden sich nur noch relativ wenig Zellen, die Knorpelmatrix überwiegt deutlich. In der Sklerosezone zeigen sich bereits Einsprossungen des Knorpelgewebes in den subchondralen Knochen (Abb. 1). Der Gelenkknorpel besteht im Wesentlichen aus Chondrozyten, Kollagen und Proteoglykanen sowie zu 80% aus Wasser.

deutung, dass die Chondrozyten nach Wachstumsabschluss nicht mehr in wesentlichem Umfang mitotisch aktiv sind und somit degenerierte Zellen nicht mehr ersetzt werden können. Die Reparationsleistung der Chondrozyten bei Knorpeldefekten besteht also in erster Linie aus einer vermehrten bzw. veränderten Syntheseleistung – es wird mehr oder andere, evtl. minderwertige Knorpelmatrix gebildet.

Kollagen

Kollagenfasern sind Eiweiße und stellen die größte Fraktion der Makromoleküle im Knorpelgewebe dar. Sie machen etwa 60% des Trockengewichtes aus. Es ist hauptsächlich Typ-II-Kollagen, welches das Gerüst des hyalinen Knorpels bildet, in geringerem Umfang jedoch auch Kollagen Typ IX, X und XI. Die Kollagenfasern geben dem Gelenkknorpel die biomechanische Elastizität und Stabilität gegenüber Scherkräften.

Chondrozyten

Das Knorpelgewebe wird synthetisiert durch die Chondrozyten. Diese machen etwa 1% des Gewebevolumens aus. Die unterschiedliche Verteilung der Chondrozyten im Knorpelgewebe deutet auf die unterschiedliche metabolische Aktivität der Zellen hin. Für die Heilung von Gelenkknorpeldefekten ist von Be-

Proteoglykane

Die Proteoglykane bestehen aus einem Proteinkern und angelagerten Glukosaminoglykanketten. Diese Moleküle steuern die Wasseraufnahme bzw. die Wasserabgabe aus dem Knorpelgewebe. Das ist wichtig für die Absorption statischer Belastung sowie für die Ernährung des Knorpels, da diese zum

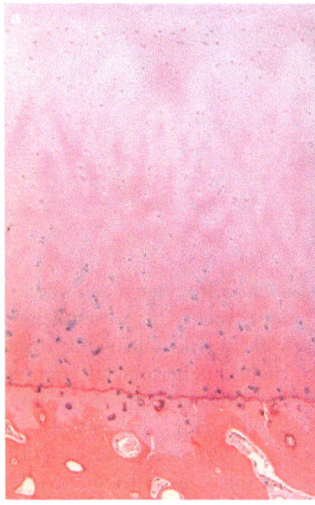

Abb. 1 a, b. Histologische Darstellung humanen Knorpels in HE-Färbung (**a**) und polarisiert (**b**) (mit freundlicher Genehmigung von S. Roberts, Oswestry, UK)

größten Teil über synoviale Perfusion erfolgt. Hyaluronsäure, Chondroitinsulfate, Keratansulfate und Dermatansulfate sind die wichtigsten Vertreter der Proteoglykane.

Intakte Gelenkknorpel unterliegen ständigen Umbauprozessen, welche durch die Chondrozyten gesteuert sind. Als Steuerungsmechanismen für diese Zell-Matrix-Interaktion werden u. a. mechanische Reize vermutet, z. B. in Form von kurzen Zilien von den Chondrozyten in die Matrix, welche eine veränderte Belastung anzeigen.

Klinische Bedeutung erlangt diese Theorie z. B. bei der Immobilisation eines Gelenkes, welche schon nach kurzer Dauer zu einem Untergang des Knorpelgewebes führt. Auch enzymatische Einflüsse auf das Knorpelgewebe über synoviale Perfusion sind nachgewiesen. So führt z. B. die vermehrte Bildung von Interleukin-I zu einer Degradation der Matrixproteoglykane.

Der Gelenkknorpel ist frei von Nerven sowie von Blut und Lymphgefäßen. Nur junger Knorpel kann Nährstoffe aus den Markgefäßen des darunter liegenden Knochens erhalten. Nach Ausreifung des Gelenkknorpels bildet sich eine Verkalkungszone, welche den Knochen versiegelt und somit eine Ernährung des Gelenkknorpels ausschließlich über Diffu-

sion vom Gelenkspalt erfolgt. Hier spielt die intermittierende Druckbeanspruchung mit Flüssigkeitsaufnahme und -abgabe eine wesentliche Rolle. Ohne Blutzufuhr überwiegen im Gelenkknorpel anaerob ablaufende Stoffwechselprozesse. Auch unter sehr geringer Sauerstoffkonzentration (bis 1% Sauerstoffpartialdruck) können Chondrozyten ihre metabolische Aktivität aufrechterhalten, z. B. in Form von glykolytischen Prozessen.

Bereits ab dem 4. Lebensjahrzehnt altert auch gesunder Knorpel. Dies ist zum einen auf den Rückgang der Chondrozytenzahl durch ausbleibende Zellteilung zurückzuführen, zum anderen auf qualitative und quantitative Veränderungen der Synovialflüssigkeit, z. B. hinsichtlich Proteingehalt und Viskosität, welche im Alter abnimmt.

Auch chondrotoxische Substanzen, wie z. B. Interleukin I werden durch die Gelenkschleimhaut freigesetzt und führen zu einer Demaskierung, einer Freilegung der Knorpelmatrix. Durch die gestörte Chondrozytenaktivität werden nur noch minderwertige Proteoglykankomplexe nachgebildet. Die initial schon sehr langsamen Umbauprozesse des Gelenkknorpels mit einem turn-over von etwa 800 bis 1000 Tagen können vollständig zum Erliegen kommen.

Makroskopisch lässt sich die Gewebsalterung allenfalls an Farbe und Gewebsspannung erkennen. Der jugendliche Gelenkknorpel wird als weiß-bläulich beschrieben mit glatter und teilweise transparenter Oberfläche sowie prall-elastischem Turgor. Mit zunehmendem Alter wird er gelblich-trübe und spröde. Nicht nur in Bereichen mit oberflächlichen Fibrillationen kann er weicher sondiert und leichter eingedrückt werden.

Die subchondrale Platte

Die subchondrale Platte bildet die Grenzschicht zwischen Gelenkknorpel und Knochen. Hat man früher vermutet, dass über sie eine Ernährung des Knorpels aus dem Knochenmark erfolgt, so muss man heute annehmen, dass dies nicht der Fall ist, allenfalls in geringem Umfang bei Heranwachsenden. Um so bedeutsamer hingegen sind die elastischen Fähigkeiten der subchondralen Platte, welche in zunehmendem Alter nachlassen. Mit fortschreitender Sklerosierung dieser zarten Lamelle kommt es zu einer deutlichen Degeneration des aufliegenden Gelenkknorpels, wie in mehreren experimentellen Arbeiten nachgewiesen werden konnte. Für die Behandlung von Gelenkknorpeldefekten bedeutet dies, dass eine „therapeutische" Schädigung der subchondralen Knochenplatte so gering wie möglich sein sollte.

Die Ätiologie von Gelenkknorpelschäden

Trauma

Die isolierte traumatische Verletzung des Gelenkknorpels ist eher selten. Meistens sind es polytraumatische Schädigungen, welche die Behandlung des Gelenkknorpels in den Hintergrund rücken lassen. Stumpfe Kontusionen, z. B. des Kniegelenkes und Distorsionen am Sprunggelenk können jedoch zu chondralen Abscherungen führen (Abb. 2). Gleiches gilt für Luxationen der Kniescheibe. In diesen Fällen ist jedoch oft ein stechender Schmerz mit Kraftverlust ohne Trauma anamnestisch richtungsweisend. Auch bei spontaner Reposition und nur geringem Kniegelenkserguss sollte ein Gelenkkorpelschaden ausgeschlossen werden. Konventionelle Röntgenbilder sind nur bei osteochondralen Frakturen beweisend. Rein chondrale Verletzungen lassen sich kernspintomographisch gut darstellen.

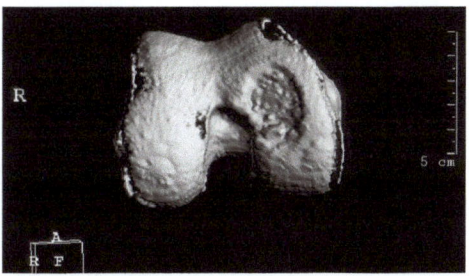

Abb. 2. 3-D-Rekonstruktion eines Knorpeldefektes auf der Femurkondyle

Fehlstellung

Achsdeformitäten aller Gelenke führen zu einer lokalisierten Fehlbelastung einzelner Gelenkareale. Degenerationen des Gelenkknorpels und kompartimentelle Arthrose sind die Folge. Achsaufnahmen, insbesondere im Bereich des Kniegelenkes in Ganzbeintechnik sichern die Diagnose und sind für die Planung weiterer therapeutischer Maßnahmen unabdingbar (Abb. 3). Wird eine Achsdeformität als ursächlich für einen Gelenkknorpelschaden vermutet, muss diese vorher oder zeitgleich mit einer knorpelspezifischen Therapie korrigiert werden.

Für das Hüftgelenk kommen intertrochantäre Valgisations- bzw. Varisationsosteotomien in Frage, ggf. mit flektierender Komponente.

Im Bereich des Kniegelenkes ist die Ursache der Achsabweichung oft multifaktoriell. Es gilt festzustellen, ob eine Veränderung der femoralen Kondylenebene vorliegt oder ein Absinken des Tibiaplateaus nach medial oder lateral. Auch eine Verbiegung der Unterschenkelknochen im Sinne eines Crus varum/valgum muss berücksichtigt werden. Eine exakte Planung des operativen Eingriffes unter Beachtung aller Ebenen ist essentiell. Nur so kann vermieden werden, dass z. B. die talare Gelenkebene des oberen Sprunggelenkes nach erfolgreicher Valgisationsosteotomie der Tibia nach medial abweicht.

Hinsichtlich der verschiedenen Operationstechniken gibt es prinzipiell zwei unterschiedliche Philosophien (s. S. 39 ff.).

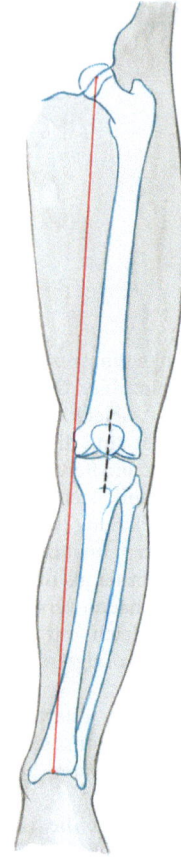

Abb. 3. Grafische Darstellung einer varischen Beinachse mit Medialisierung der Tragachse (Mikulicz-Linie)

Meniskus

Die Bedeutung intakter Meniskusscheiben für die Gelenkfunktion und den Gelenkknorpel ist unbestritten. In großen Untersuchungen konnte nachgewiesen werden, dass Patienten nach einer kompletten Meniskektomie in etwa 90% der Fälle nach 5 bis 10 Jahren eine Arthrose in dem betroffenen Kompartiment entwickelt haben. Auch eine partielle Meniskektomie führt in vielen Fällen zu einer Schädi-

gung des Gelenkknorpels; sei es durch mechanische Alteration oder durch Überlastung auf Grund gestörter Gelenkführung (Abb. 4). Der Wert sparsamer Meniskusresektionen bei Schädigung zur Prävention von Gelenkknorpeldefekten ist unzweifelhaft. Im Umkehrschluss ist eine Meniskussanierung mit einer sparsamen Entfernung degenerativ veränderter und mobiler Meniskusanteile vor einer knorpelspezifischen Behandlung anzuraten.

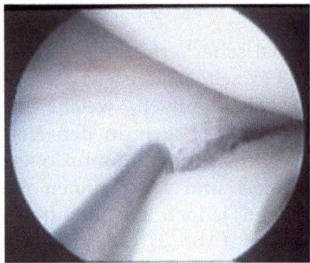

Abb. 4. Arthroskopisches Bild einer Meniskusläsion

Besonders bei jungen Patienten sollten die verschiedenen Möglichkeiten einer Meniskusrekonstruktion bedacht werden. Defekte des medialen Meniskus, z. B. in der Pars intermedia können bei intakter Randleiste mit einem kollagenen Meniskusimplantat (CMI) überbrückt werden (Abb. 5). Hierbei handelt es sich um ein meniskusförmiges Konstrukt aus resorbierbarem tierischen Eiweiß, welches arthroskopisch eingebracht und vernäht wird (Abb. 6). Durch Einblutung in das Implantat aus der perforierten Randleiste kann es inner-

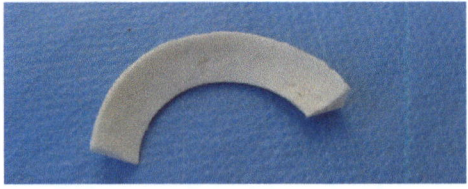

Abb. 5. Kollagenes Meniskusimplantat (collagen meniscus implant CMI®)

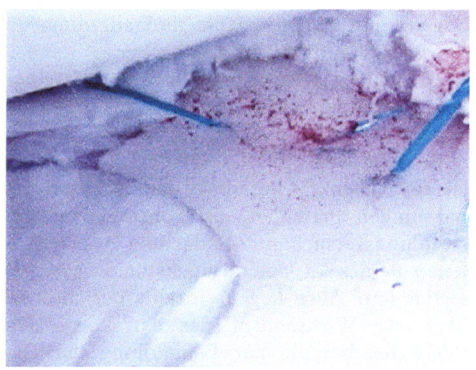

Abb. 6. Kollagenes Meniskusimplantat nach arthroskopischer Implantation in situ. Die Fixierung des Implantates (vorne) erfolgte in *Inside-out*-Technik mit nicht resorbierbarem Nahtmaterial

halb von etwa 1 Jahr zur Ausbildung von meniskusähnlichem Regeneratgewebe kommen. Langzeitergebnisse zu diesem Verfahren liegen noch nicht vor. Auf der anderen Seite sind die Operationsrisiken durch die arthroskopische Applikation gering.

▌ Anbieter:
  Zimmer (CMI®)

Zur Rekonstruktion fehlenden Meniskusgewebes im lateralen Kompartiment und bei fehlender Randleiste sind verschiedene Techniken beschrieben. Im klinischen Einsatz hat

sich jedoch, wenn überhaupt, alleinig die Transplantation von Allograft-Präparaten bewährt (Abb. 7). Diese werden, je nach Technik mit oder ohne knöcherner Verankerung zumeist arthrotomisch implantiert. Neben der schlechten Verfügbarkeit in Deutschland sind Abstoßungsreaktionen und Implantatschrumpfung limitierende Faktoren für den verbreiteten Einsatz. Insbesondere jedoch beim Fehlen des Außenmeniskus stellt die Allografttransplantation die einzige Chance dar, die Gelenkfunktionalität über einen längeren Zeitraum zu erhalten.

Instabilität

Ähnlich wie Fehlstellungen und Meniskusschäden beeinträchtigt eine instabile Bandführung eine regelrechte Gelenkfunktion und führt unbehandelt zu einer Destruktion des Gelenkknorpels. Von klinischer Bedeutung sind besonders Rupturen des vorderen Kreuzbandes, welche zeitnah zu einer Behandlung von Gelenkknorpeldefekten operiert werden sollten (Abb. 8). Verletzungen des hinteren Kreuzbandes und eine Instabilität der dorsolateralen Kapsel des Kniegelenkes sind nicht so häufig, aber ebenso bedeutsam für die Gelenkfunktion. Hinsichtlich der Beschreibung von verschiedenen Operationstechniken zur

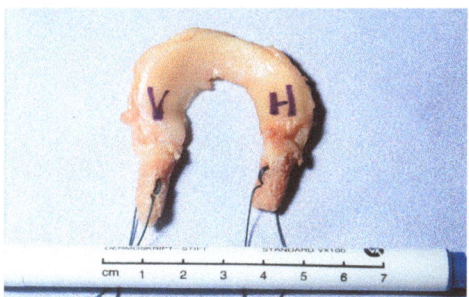

Abb. 7. Humanes Meniskus-Allograft vor der Implantation (Außenmeniskus mit knöcherner Armierung und Bezeichnung vorne/hinten)

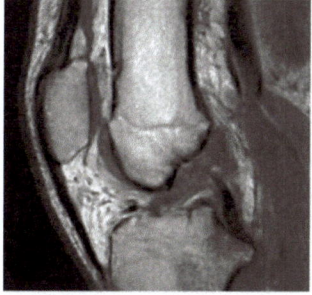

Abb. 8. MRT-Aufnahme des Kniegelenkes zur Diagnose eines rupturierten vorderen Kreuzbandes

Rekonstruktion und Stabilisierung des Kapselbandapparates im Bereich des Kniegelenkes sei auf die vielfältige Spezialliteratur verwiesen.

Auch eine instabile Bandführung des oberen Sprunggelenkes kann ursächlich sein für eine Knorpeldestruktion und sollte durch geeignete Techniken behandelt werden.

Osteochondrosis dissecans

Die Osteochondrosis dissecans bleibt oft über viele Jahre klinisch stumm und stellt häufig einen radiologischen Zufallsbefund dar. Kennzeichnend ist die schleichende Auslösung von osteochondralen Fragmenten aus der Gelenkfläche. Als Ursache werden segmentale Durchblutungsstörungen, genetische Prädisposition und (Mikro-)Traumatisierung diskutiert. Es können prinzipiell alle Gelenke des menschlichen Körpers befallen werden, Knie-, Ellenbogen- und Sprunggelenk sind allerdings in der Befallshäufigkeit führend.

Die sichere Beurteilung der Stabilität eines Dissekates kann nur arthroskopisch erfolgen (Abb. 9).

Befindet sich das Dissekat noch in situ und ist die Gelenkfläche intakt kann, besonders bei jungen Patienten, ein konservativer Behandlungsversuch mit Entlastung des betroffenen Beines an Unterarmgehstützen gerechtfertigt sein. Auch liegen einzelne Berichte vor über die Wirksamkeit der extrakorporalen Stoßwellentherapie zur Behandlung der Osteochondrosis dissecans, solide Daten sind jedoch nicht verfügbar.

Bei fortbestehender Beschwerdesymptomatik hat sich operativ die retrograde Anbohrung oft als erfolgreich erwiesen (Abb. 10, 11). Ergebnisse hierzu liegen vom Kniegelenk bzw. dem oberen Sprunggelenk vor. Anterograde Bohrungen sollten unterbleiben, um die Knorpelfläche nicht zusätzlich zu schädigen. Mit geeigneten Instrumenten ist diese Technik auch im Bereich des Sprunggelenkes und anderen Gelenken durchzuführen.

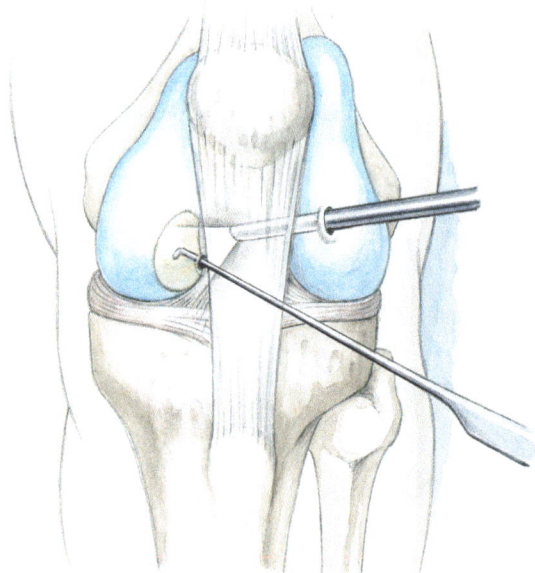

Abb. 9. Arthroskopische Sondierung eines osteochondralen Herdes zur Beurteilung der Stabilität

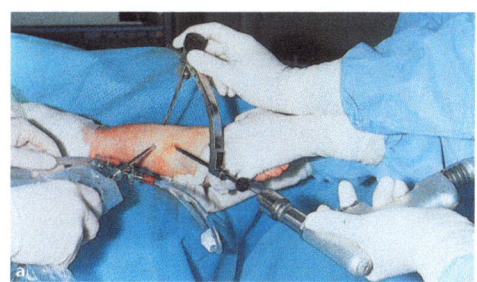

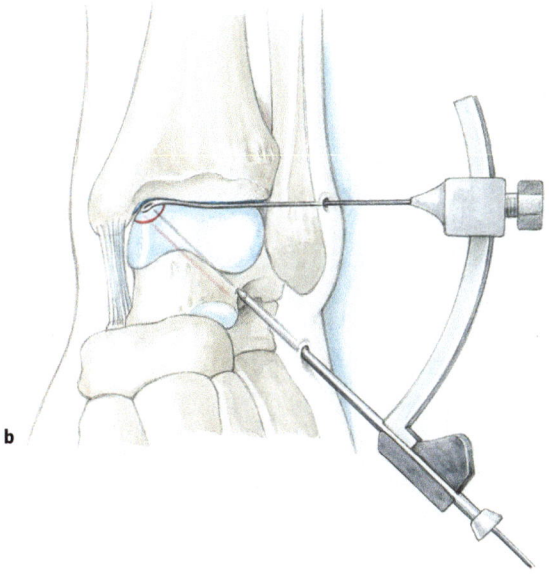

Abb. 10 a, b. Intraoperatives Bild einer retrograden Anbohrung eines OD-Herdes an der Talusschulter mit einem Zielgerät unter arthroskopischer Kontrolle (**a**), schematische Darstellung (**b**)

Alternativ kann, allerdings mit größerem Aufwand, eine retrograde Spongiosaplastik durchgeführt werden. Hierzu wird der Defektgrund mit einem dünnwandigen Hohlbohrer ausgebohrt und der Knochenkanal mit autologer Spongiosa aufgefüllt. Diese Spongiosa wird z. B. aus der Tibia gewonnen bzw. indem der ausgebohrte Knochenzylinder umgedreht wird („Umkehrplastik"). Dieses Verfahren hat den Vorteil, dass frische Spongiosa mit großer Heilungspotenz an den Defekt herangeführt wird ohne die Knorpeloberfläche zu schädigen. Nachteilig ist der etwas erhöhte Operationsaufwand mit dem Risiko der Blu-

tung aus der Entnahmestelle. Für die Durchführung dieses Verfahrens eignen sich neben verschiedenen Hohlbohrersets die Instrumentarien für die osteochondrale Transplantation.

Ist das Dissekat bereits teilweise oder vollständig aus dem Verbund ausgelöst, sollte es entfernt und der Untergrund angefrischt bzw. mit autologer Spongiosa aufgefüllt werden. Größere Knorpel-Knochenfragmente mit einem Durchmesser von über 1 cm können wieder refixiert werden (s. S. 39 ff.). Hierbei handelt es sich jedoch um einen Versuch, was dem Patienten bei der Aufklärung zur Operation auch mitgeteilt werden muss. Alternativ

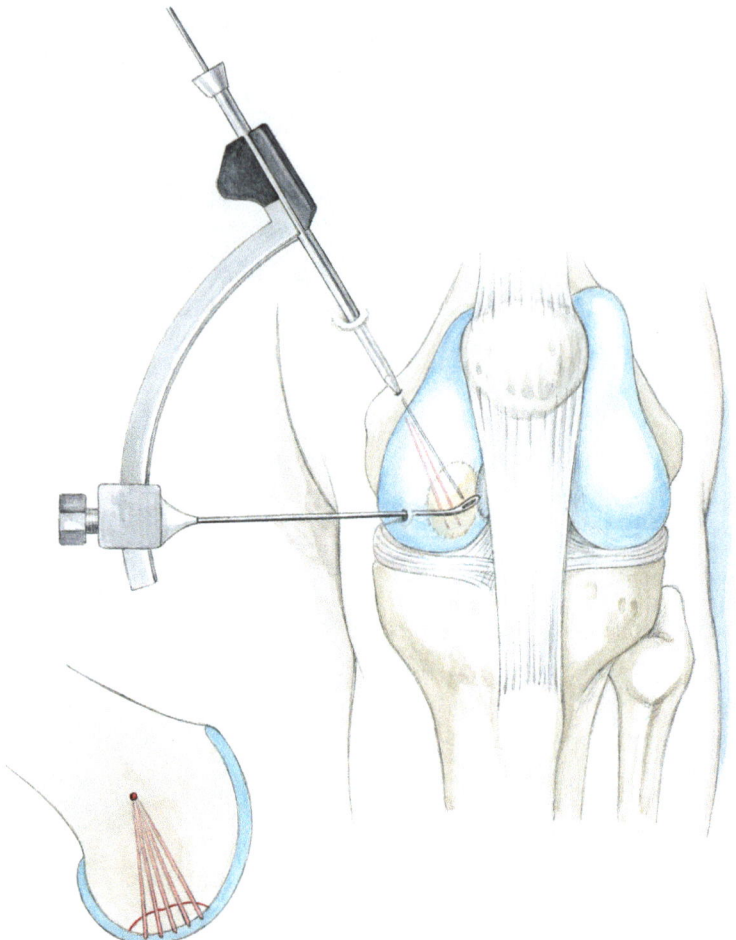

Abb. 11. Retrograde Anbohrung eines OD-Herdes auf der Femurkondyle mit einem Zielgerät

bleibt bei kleineren Defekten die Möglichkeit, die Faserknorpelbildung abzuwarten bzw. größere Läsionen nach Ablauf von mindestens 6 Monaten mit einer autologen Chondrozytentransplantation zu decken. Auch die anterograde Refixation des Dissekates mit einem osteochondralen Zylinder ist möglich (s. S. 39 ff.).

Nach Auslösung des osteochondralen Fragmentes kann auch das Dissekat eine sekundäre Schädigung des Gelenkknorpels verursachen (Abb. 12).

Weitere Details zu den operative Techniken werden weiter unten aufgeführt.

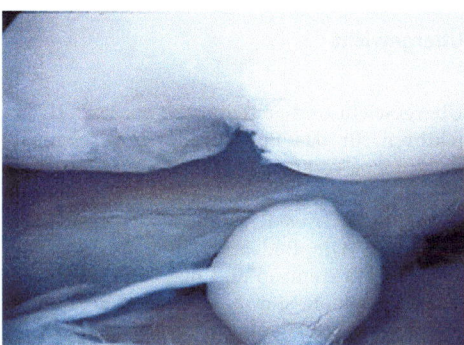

Abb. 12. Arthroskopisches Bild eines freien Gelenkkörpers welcher, eingeklemmt in den Gelenkspalt, eine rillenförmige Knorpelschädigung der Femurkondyle verursacht hat

Arthrose

Die Arthrose (engl. osteoarthritis) wird heute im Allgemeinen als Erkrankung des gesamten Systems „Gelenk" angesehen und nicht nur als pathologische Veränderung des Gelenkknorpels. Ein im Detail bisher nicht bekannter Pathomechanismus führt zu einer Entzündung der Synovialis, einer Freisetzung von knorpeltoxischen Eiweißen und zu einer ubiquitären, progredienten Zerstörung des Gelenkknorpels (Abb. 13). Schmerzbedingte Funktionseinbußen und eingeschränkte Durchblutung beschleunigen diesen Prozess. Bei Vorliegen einer solchen generalisierten, primären Arthrose werden isolierte Behandlungen des Gelenkknorpels wenig erfolgreich sein. Verschiedene Umstände wie zum Beispiel Kälte und Überlastung können eine temporäre, akute Zunahme der Beschwerden verursachen.

Für die Entstehung von sog. sekundären Arthrosen wurden verschiedene Ursachen identifiziert, wie Instabilität, Meniskusläsionen, Achsfehlstellungen und andere. Durch eine erfolgreiche Behandlung dieser Pathologien kann die Degeneration des Knorpels aufgehalten oder zumindest gebremst werden. In einem zweiten Schritt sollte erst dann die lokale Behandlung von fokal degenerativen Gelenkknorpeldefekten durchgeführt werden, wie sie in diesem Buch beschrieben wird.

Rheumatoide Arthritis

Polyarthritischer Befall und progrediente Gelenkdestruktion sind kennzeichnend für diese systemische Erkrankung. Die Ätiologie ist zu-

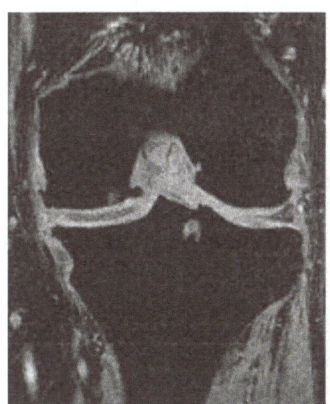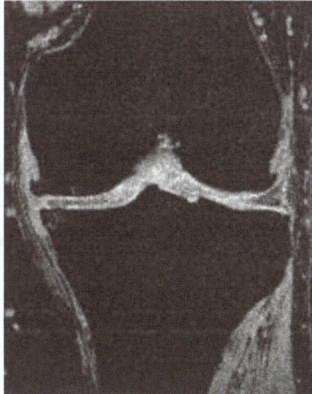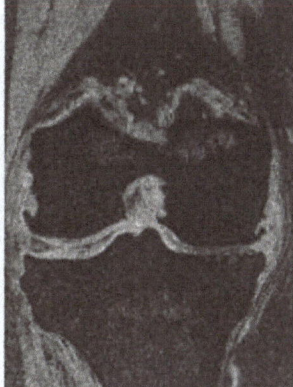

Abb. 13. MRT-Aufnahme des Kniegelenkes zur Darstellung einer progredienten Degeneration des Gelenkknorpels (von links nach rechts) (T1-w 3D FLASH water excitation coronar) (mit freundlicher Genehmigung von C. Glaser, München)

meist unbekannt, zur Pathogenese werden immunologische Prozesse vermutet. Auch verschiedene andere Krankheiten aus dem rheumatischen Formenkreis (Psoriasis, Reiter-Syndrom, Lupus erythematodes u. v. a.) können mit einer mono- oder polyarthritischen Symptomatik einher gehen. Hier gilt es, durch eine umfassende Diagnostik eine chronisch-spezifische Entzündung als Ursache eines Gelenkschmerzes auszuschließen.

Gleiches gilt für reaktive oder postinfektiöse Arthritiden, welche oft nur schwer über den direkten oder indirekten Nachweis von z. B. Yersinien, Salmonellen, Chlamydien, Borrellien, Streptokokken oder deren Toxine diagnostiziert werden können.

Interdisziplinäre Therapieansätze müssen Vorrang haben vor, zumeist frustranen, Maßnahmen zum Aufbau des Gelenkknorpels. Symptomatische Therapieansätze, wie Lavage, Debridement oder Synovialektomie sind jedoch oft geeignet, Schmerzen zu lindern und die Funktion zu verbessern.

Genetische Faktoren

Genetische Erkrankungen haben meist eine multilokuläre Erscheinungsform. Der isolierte Befall des Gelenkknorpels ist selten, aber möglich. Die familiäre Häufung chondromalazischer Veränderungen in Verbindung mit einer generalisierten Bandlaxizität könnte z. B. auf eine hereditäre Alteration der Kollagensynthese hinweisen. Eine diagnostische Abklärung unter Hinzuziehung einer humangenetischen Beratungsstelle ist in solchen Fällen angeraten. Die therapeutischen Optionen bleiben unverändert, die Erfolgsaussichten sind jedoch bei unbehandelter Grunderkrankung schlechter.

Übergewicht

Übergewicht und Fettleibigkeit sind als Risikofaktoren für das Entstehen arthrotischer Gelenkknorpelveränderungen nachgewiesen. In Verbindung mit stattgehabten Verletzungen wird ein relatives Risiko von knapp 80% beschrieben. Die Bedeutung der Gewichtskontrolle zur Prävention und Behandlung von Gelenkknorpeldefekten muss in die Therapieplanung einfließen. Funktionsverlust der Gelenke, lange Medikamentengabe und risikoreiche Operationen können u.U. durch eine Gewichtsreduktion verhindert werden. Die Zusammenarbeit mit Ernährungsberatern, Sportphysiotherapeuten und ggf. auch spezialisierten Kliniken ist notwendig. Auch chirurgische Maßnahmen z. B. Fettschürzenresektionen oder Antrum-Ligaturen, sollten in Sonderfällen nicht ausgeschlossen werden.

Für einen Zusammenhang zwischen arthrotischen Veränderungen und bestimmten Ernährungsgewohnheiten lassen sich bisher keine gesicherten Hinweise finden. Gleiches gilt für „balancierte" Ernährungskonzepte in Tabletten-, Kapsel- oder flüssiger Form wenn auch der Wert einer ausgewogenen und ausreichenden Nahrungs- und Flüssigkeitsaufnahme für alle Gewebe und Strukturen des menschlichen Körpers unbestritten ist.

▌ Anbieter:
JuicePlus (Dr. Wissel) u. a.

Knorpeltumoren

Die meisten gut- und bösartigen Tumoren knorpeligen Ursprungs, welche gelenknah lokalisiert sind, lassen sich radiologisch durch charakteristische Befallsmuster der Knorpel- und Knochenstruktur erkennen. Riesenzelltumor, Chondromyxoidfibrom, Osteochondrom, periostales Chondrom und Enchondrom seien hier beispielhaft genannt. Schwieriger zu diagnostizieren und fast immer mit einer

Schädigung des Gelenkknorpels einhergehend, ist das seltene Chondroblastom, welches vor allem knienah und am Humerus lokalisiert ist. Bei vorwiegend Kindern und jugendlichen Erwachsenen findet sich eine rundliche Osteolyse oft unmittelbar subchondral mit einem Einbruch in das Gelenk. Nativradiologisch kann der Tumor im Zentrum versprengte Mineralisationen aufweisen. Die Prognose nach einer Kürettage ist gut. Nach Ausheilung und bei entsprechender Größe des Defektes sollte eine Rekonstruktion der Knorpelsubstanz durchgeführt werden.

Mikrotrauma

Schon eine geringe Schädigung des Gelenkknorpels, z. B. in Form von oft auch repititiven Mikrotraumata kann zu in einer substanziellen Alteration der Knorpelmatrix führen. Es kommt zu einem Verlust von Proteoglykanen sowie dem Auftreten von „untypischen" Kollagenen I, III und X. Die Chondrozyten degenerieren bzw. proliferieren regional begrenzt. Diese „inneren" Veränderungen des Gelenkknorpels sind von außen und mit Hilfe der uns zur Verfügung stehenden bildgebenden Verfahren derzeit erst in einem fortgeschrittenen Stadium zu erkennen und führen aber ungeachtet dessen zu einer beschleunigten Degeneration des Knorpels durch Verlust der biologischen Stabilität.

Oberflächliche Läsionen des Gelenkknorpels regen die perifokal eingelagerten Chondrozyten zu einem temporären Anstieg der metabolischen und mitotischen Aktivität an. Es werden vermehrt Proteoglykane und Kollagen II in der extrazellulären Matrix nachgewiesen. Dieser Prozess führt jedoch nicht zu einem Verschluss der chondralen Läsion.

Tiefergehende, osteochondrale Defekte bis auf den Knochen heilen nach den Prinzipien der inflammatorischen Wundheilung unter der Voraussetzung, dass der subchondrale Knochenraum eröffnet wurde. Dann kommt es zu einem Austritt von mesenchymalen Stammzellen in den Defekt, welche sich zu knorpel- und knochenbildenden Zellen weiterentwickeln. Ähnlich der dermalen Narbenbildung wird der Knorpeldefekt mit einem metabolisch und biomechanisch minderwertigen Ersatzgewebe aus- und aufgefüllt. Dieser Faserknorpel hält, besonders in exponierter Lokalisation, den Belastungen nicht stand und degeneriert mit der Zeit.

Diagnostik

Klinische Untersuchung

Die klinische Untersuchung ist beim Vorliegen von Knorpeldefekten oft wenig aussagekräftig. Allenfalls ein Hämarthos oder Einklemmungserscheinungen weisen auf traumatische Knorpel-Knochenläsionen hin. Zumeist ist es aber ein schleichend einsetzender Belastungsschmerz, welcher auch über die klassischen Druckpunkte nicht sicher zu lokalisieren ist.

Um die klinische Untersuchung standardisiert durchzuführen, empfiehlt sich die Verwendung von einem oder mehreren Score-Systemen, welche mit verschiedenen Schwerpunkten validiert sind. Dies ist auch im Hinblick auf die zukünftige Problematik der Qualitätssicherung ärztlichen Handelns von Bedeutung.

Für alle Gelenke sind Befund- und Funktionsskalen beschrieben, mit deren Hilfe die Leistungsfähigkeit eines Gelenkes zu jedem Zeitpunkt der Therapie dokumentiert werden kann. Einige wichtige Beispiele solcher Scores sind im Anhang beschrieben und empfohlen. Die Verwendung ist ausdrücklich erwünscht.

Röntgen

Knorpeldefekte können nativ-radiologisch nicht dargestellt werden. Allenfalls indirekt kann eine Verschmälerung des Gelenkspaltes oder eine lokalisiert verstärkte subchondrale Sklerosierung auf eine chondrale Läsion hinweisen. Osteochondrotische Herde lassen sich erst einem fortgeschrittenen Stadium nachweisen.

Ungeachtet dessen sollten in der Routinediagnostik Röntgenbilder des betroffenen Gelenkes in mindestens 2 Ebenen durchgeführt

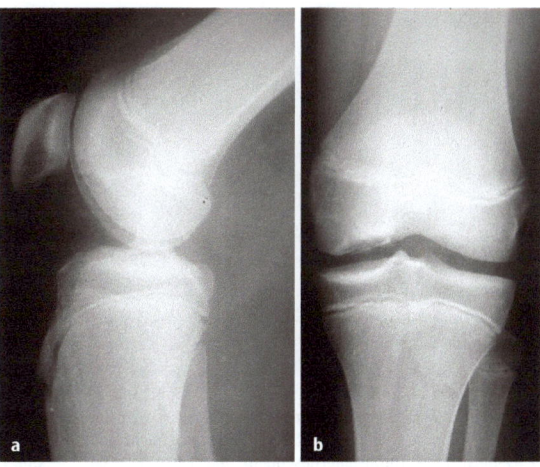

Abb. 14 a, b. Röntgenologische Darstellung eines Osteochondrosis dissecans-Herdes am Kniegelenk (**a** seitlich, **b** a.-p.)

werden, um evtl. ursächliche knöcherne Veränderungen auszuschließen (Abb. 14). Auf die Notwendigkeit der radiologischen Gelenkachsenbestimmung wurde bereits hingewiesen (s. S. 7 f.).

Magnetresonanztomographie

Die Magnetresonanztomographie (MRT) spielt in der Diagnostik von Gelenkknorpeldefekten eine entscheidende Rolle. Als nicht invasive

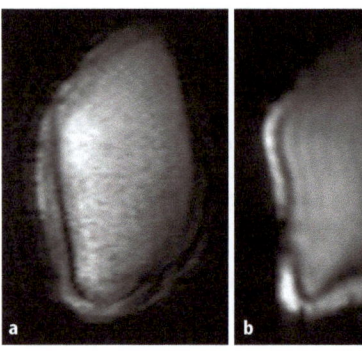

Abb. 15 a, b. MRT isolierter, humaner Patellae mit Knorpelschaden Grad I (**a** T2 SE sagittal) und Grad IV (**b** Turbo-GE) nach Outerbridge (in Zusammenarbeit mit M. Uhl und T. Bley, Freiburg)

Methode bietet die MRT die Möglichkeit, nicht nur die Oberfläche des Knorpels zu beurteilen, sondern auch die Dicke (Abb. 15).

Deskriptiv hat sich eine modifizierte Outerbridge-Klassifizierung durchgesetzt:

0 Normaler Knorpel
1 Oberflächliche Rauigkeiten
2 Knorpelläsion betrifft maximal die äußeren 50% der Knorpeldicke (Erosion)
3 Knorpelläsion betrifft 50 bis 100% der Knorpeldicke (Ulcus)
4 Knorpelglatze – der subchondrale Knochen liegt frei.

Weiterhin können das gesamte Knorpelvolumen sowie intraartikuläre Begleitpathologien erfasst werden (Erguss, Synovialitis, Band- oder Meniskusverletzungen).

Es fehlt derzeit noch an Vorgaben und validierten Richtlinien, vergleichbar mit denen in der Röntgendiagnostik, die festlegen, welche Kriterien eine Standard-MRT-Untersuchung zu erfüllen hat und welche Zusatzuntersuchungen und Einstellungen für spezielle Fragestellungen erforderlich sind (Abb. 16).

T1-gewichtete Spinechosequenzen zeigen eine gute anatomische Abbildung des Knorpels und des subchondralen Knochens.

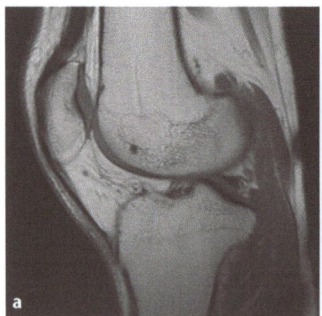
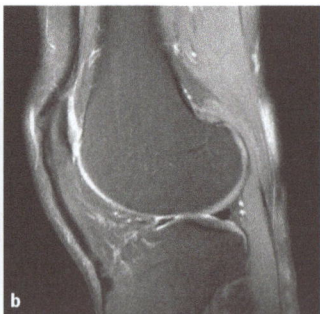
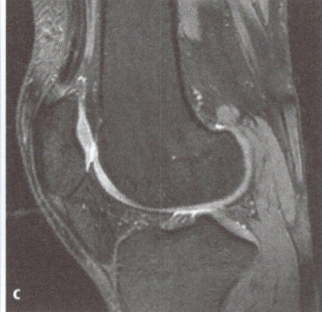

Abb. 16 a–c. MRT des Kniegelenkes sagittal zur Darstellung des Gelenkknorpels: **a** T1-gewichtete Spinechosequenz (SE), **b** T2-gewichtete Turbospinechosequenz mit Fettsuppression (TSE) und **c** T1-gewichtete fettsupprimierte gradiente Echosequenz mit 3D-Datenakquisition (in Zusammenarbeit mit M. Uhl, Freiburg)

Die Abgrenzung von Gelenkflüssigkeit und Knorpeloberfläche gelingt mit T2-gewichteten Bildern. In dieser Technik wird eine Sensivität von bis zu 90% und eine Spezifität von bis zu 96% bei der Diagnostik von degenerativen Knorpelläsionen nachgewiesen. Ein Durchbruch in der Gelenkknorpeldiagnostik gelang mit der Einführung von T1-gewichteten, fettsupprimierten, dreidimensional akquirierten und gespoilten Gradientenechosequenzen. Die Fettsuppression vermindert das störende helle Fettsignal im angrenzenden, subchondralen Knochen. Die dreidimensionale Datenakquisition erlaubt eine Untersuchung mit Schichtdicken von minimal 0,5 bis 1,0 mm und einer beliebigen Schichtführung durch das Gelenk. Die gespoilte Gradientenechotechnik (z.B. FLASH, Abb. 17a) kann durch die Wahl bestimmter Parameter so verfeinert werden, dass der Knorpel im Vergleich zu den angrenzenden Gewebestrukturen und der Gelenkflüssigkeit sehr signalreich erscheint.

Die Erforschung des magnetresonanztomografischen Nachweises von histochemischen oder ultrastrukturellen Veränderungen des Gelenkkorpels steht jedoch erst am Anfang. Durch die intravenöse oder intraartikuläre Gabe von negativ geladenen ionischen Kontrastmolekülen einige Stunden vor einer MRT, wird z.B. versucht, die biochemische Qualität des Gelenkknorpels zu untersuchen (Abb. 17b).

Im klinischen Alltag hat sich bewährt, MRT-Untersuchungen zur Verlaufskontrolle an einer Anlage durchzuführen, um eine bessere Vergleichbarkeit zu gewährleisten.

Als Standardprotokoll für die Darstellung von Gelenkknorpeldefekten im MRT haben sich folgende Sequenzen bewährt:

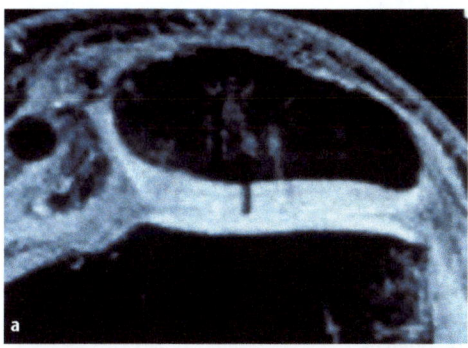
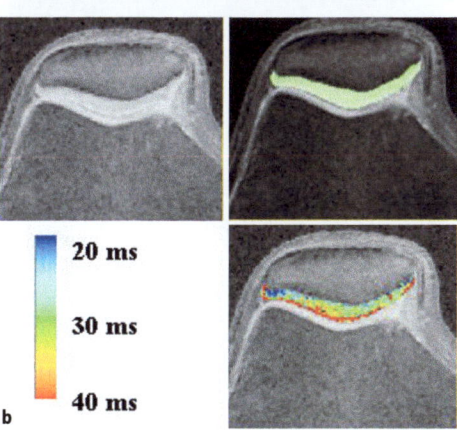

> T1-gewichtete Spinechosequenz (SE)
>
> T2-gewichtete Turbospinechosequenz mit Fettsuppression (TSE)
>
> T1-gewichtete fettsupprimierte gradiente Echosequenz mit 3D-Datenakquisition, kurzer Echozeit
>
> TE (z.B. 10 ms), einer kurzen Repetitionszeit TR (z.B. 50 ms) sowie einem kleinen bis moderaten Flipwinkel (z.B. 30°)

Die Darstellung der Gelenke erfolgt im Regelfalle in sagittaler, koronarer und transversaler Schnittführung. Nur für besondere Fragestellungen sind weitere Spezialsequenzen notwendig (z.B. die so genannte STIR-Sequenz zur Beurteilung eines subchondralen Knochenmarködems). Die Verfügbarkeit aller angefertigten Schnitte in Print- oder digitaler Form ist für die Diagnostik und ggf. für die präoperative Planung von Vorteil. Kernspintomografische Momentaufnahmen sind oft trotz des einfacheren Handlings nicht ausreichend.

Abb. 17a, b. a MRT ca. 3 Monate nach Stift-Refixierung eines Patellaflakes nach traumatischer Luxation. T1-w 3D FLASH Water Excitation Sequenz nach i.v.-Gabe von Gadolinium. **b** MRT mit quantitative Kartierung der transversalen Relaxationszeit (T2-Zeit) des Knorpels: Typischer Anstieg der T2-Zeit von basal nach superfizial (mit freundlicher Genehmigung von C. Glaser, München)

Klassifizierungen von Gelenkknorpeldefekten und Kriterien zur Therapiefindung

Um eine Knorpelläsion standardisiert und vergleichbar beschreiben zu können, bieten sich verschiedene Klassifizierungen an.

Am weitesten verbreitet ist die Einteilung nach Outerbridge (Abb. 18):

> Grad 0: Intakter Gelenkknorpel
>
> Grad 1: Erweichung des Knorpels, intakte Gelenkfläche, evtl. umschriebene Farbveränderung (gelblich)
>
> Grad 2: Oberflächliche Fibrillationen
>
> Grad 3: Bis in die Matrix reichende Fissuren
>
> Grad 4: Defekt bis auf die subchondrale Platte, substanzielle Ulzerationen

Für subtilere Fragestellungen steht dem engagierten Operateur die Klassifizierung der International Cartilage Repair Society zur Verfügung (ICRS Score, s. Anhang).

Generell sind für die Therapiefindung folgende Merkmale eines Gelenkknorpeldefektes zu erfassen und zu bewerten.

Lokalisation

Besonders hinsichtlich der operativen Behandlung spielt die Lokalisation von Gelenkknorpeldefekten eine große Rolle. Läsionen, welche z. B. außerhalb der Hauptbelastungszone liegen, z. B. weit dorsal auf der Femurkondyle, brauchen u. U. nicht mit großer Dringlichkeit behandelt werden. Der vordere Knieschmerz bei retropatellaren Knorpelschäden kann vielerlei Ursachen haben und ist oft auch nach erfolgreichen Knorpelbehandlungen nicht rückläufig. Die Morbidität des Zugangsweges gebietet Zurückhaltung, z. B. bei der operativen Behandlung von Osteochondrosis-dissecans-Herden an der dorsalen Talusschulter oder im Bereich des Femurkopfes. Monopolare Läsionen sind einfacher zu behandeln als bi- oder multipolare.

Begleitschäden

Unbehandelte Begleitschäden (Instabilität, Meniskusläsionen, unphysiologische Beinachse) lassen eine Behandlung von Gelenkknorpeldefekten wenig erfolgreich erscheinen (s. oben).

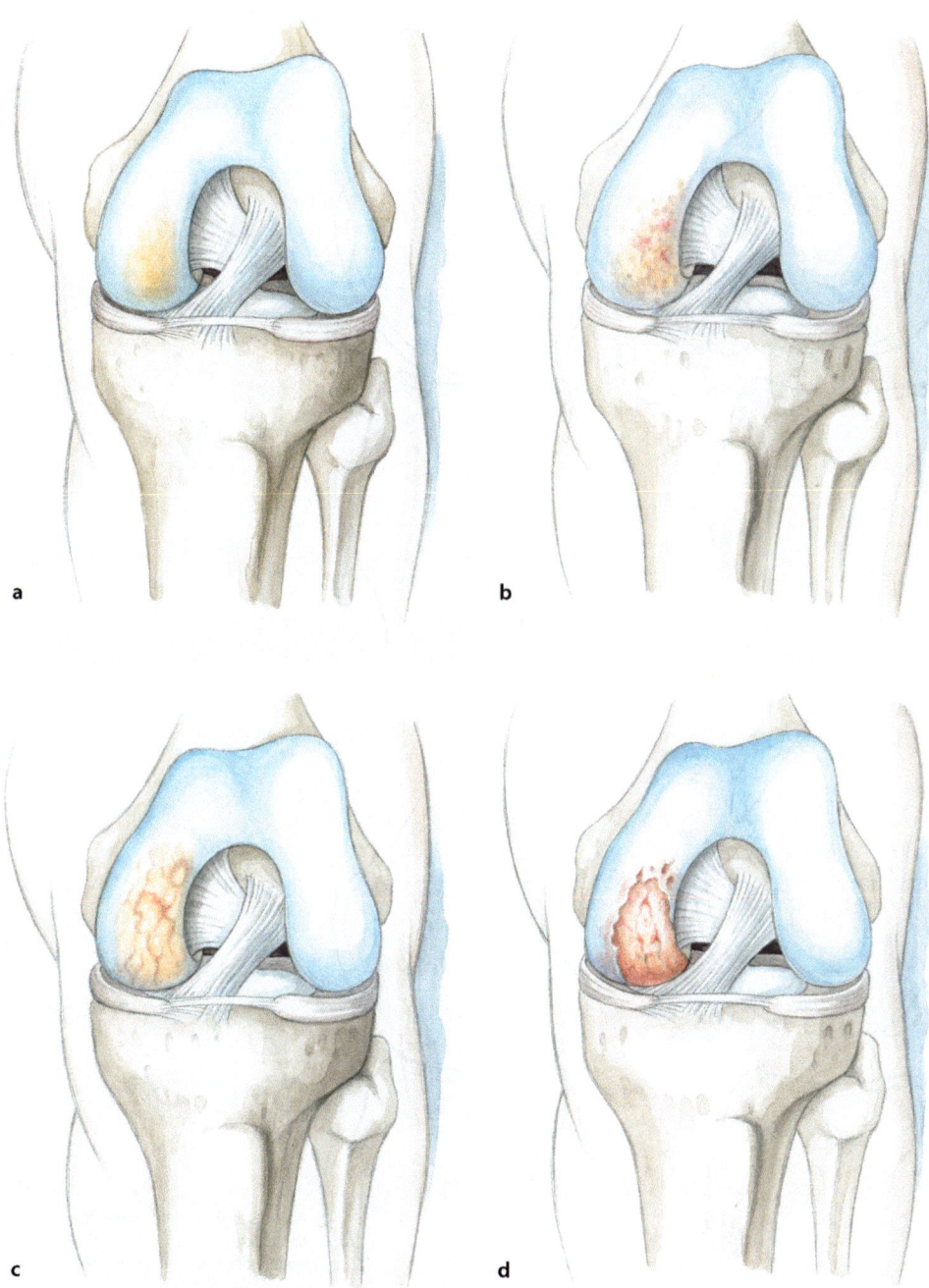

Abb. 18 a–d. Knorpelschäden des Kniegelenkes nach Outerbridge Grad 1-4 (**a–d**)

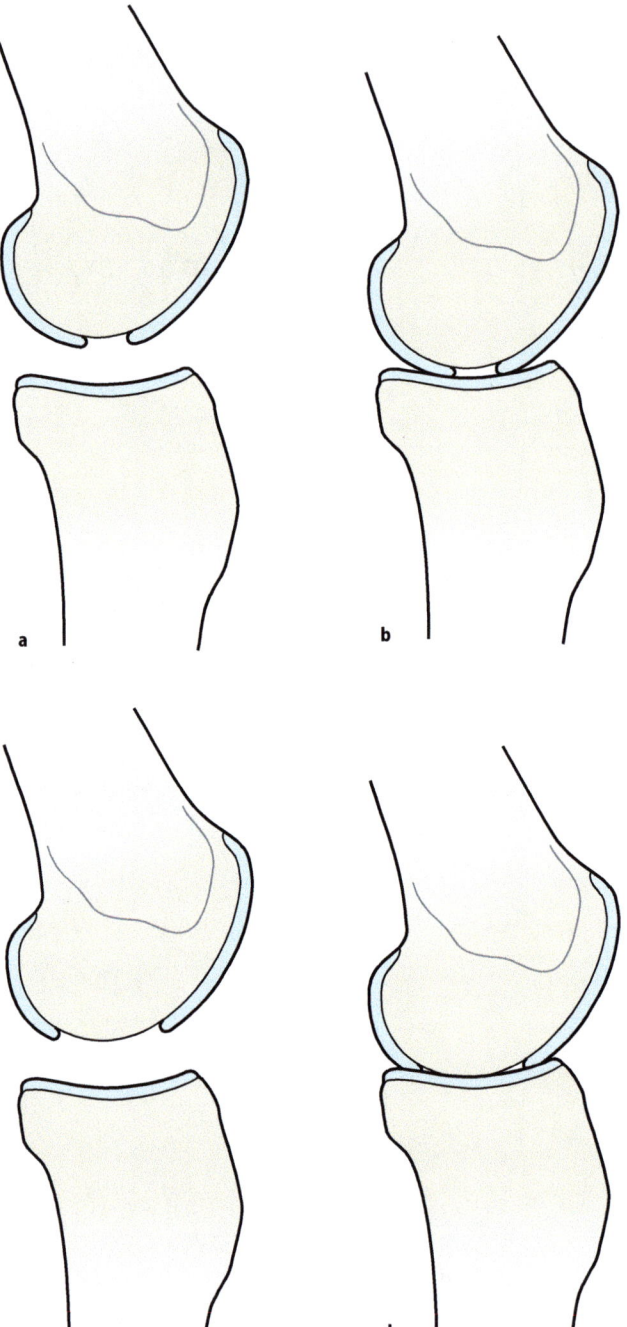

Abb. 19 a–d. Bei Vorliegen kleiner Knorpeldefekte ist der Lauf der Gelenkflächen zueinander (containment) weitgehend ungestört (**a, b**). Erst bei relativ größeren Läsionen kommt es zu einer Störung des Gelenkspiels (**c, d**)

Defektgröße/Containment

Wichtig ist die exakte Größenbestimmung einer Läsion in Quadratzentimetern. Sie korreliert eng mit dem Grad des Containments (Abb. 19a–d), der tribologischen Unversehrtheit des Gelenkes. Für ein menschliches Kniegelenk können folgende Werte angenommen werden:

Defekte kleiner als 2 cm^2 sind in der Regel von einer kräftigen Knorpelschulter umgeben und somit gut vor weiterer mechanischer Belastung geschützt. Bis etwa 5 cm^2 wird das Containment erhalten, die Belastung auf dem verbleibenden Knorpelrand auf Dauer jedoch erheblich sein, so dass mit einer Progredienz des Prozesses zu rechnen ist. Defekte mit einer Ausdehnung von mehr als 5 cm^2 und gestörtem Containment führen zum Kontakt des Defektbodens mit der korrespondierenden Knorpelfläche und rascher Zerstörung des ganzen Kompartimentes. Radiologisch ist eine Verschmälerung des Gelenkspaltes zu erkennen. Diese Größenangaben können konstitutionsbedingt variieren, was bedeutsam ist für die größenbezogenen Therapieempfehlungen verschiedener Algorithmen.

Die Vermessung eines ovalären/runden und asymmetrischen Knorpeldefektes ist schwierig und oft ungenau (zur Erinnerung: Fläche einer Ellipse = 3,14 mal A mal B) (Abb. 19e).

Wenn keine 3D-Rekonstruktionen der geschädigten Gelenkanteile vorliegen, auf denen die Defektgröße und das Defektvolumen exakt bestimmt werden kann, erfolgt die Messung arthroskopisch. Die Markierungen auf den gängigen Tasthaken haben sich als zu ungenau erwiesen. Intraartikuläre Strukturen werden häufig als zu groß beschrieben. Bewährt hat sich hier eine skalierte Nadel, welche sich aus verschiedenen Positionen, z.B. parallel zu den Defekträndern, in das Gelenk einführen lässt. Die Skalierung erlaubt eine exakte Größenangabe (Abb. 20).

Röntgen/MRT

Subchondrale Zysten (Abb. 21), Nekrosen und Tumoren müssen als Ursache des Knorpelschadens ausgeschlossen werden (s. oben).

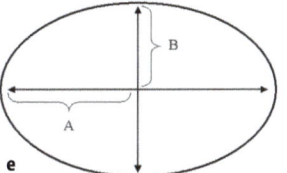

e

Abb. 19e Oberflächenberechnung einer Ellipse (A×B×3,14)

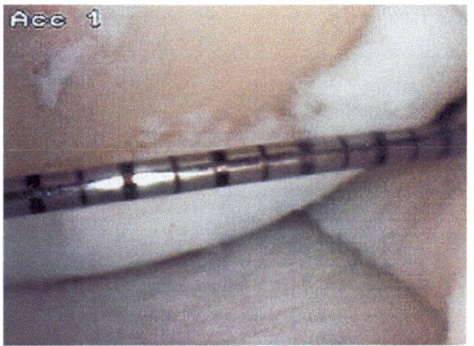

Abb. 20. Arthroskopische Darstellung eines Knorpeldefektes auf der Femurkondyle mit Anlage einer skalierten Nadel (Storz) zum exakten Ausmessen der Defektgröße

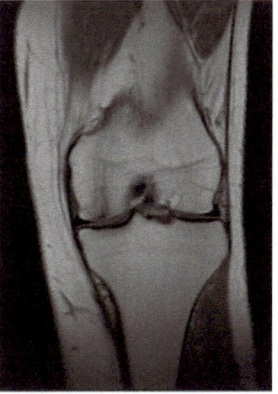

Abb. 21. MRT des Kniegelenkes mit Darstellung subchondraler Zysten in der Femurkondyle

Konservative Therapie

Die konservative Behandlung von Gelenkknorpeldefekten

Medikamentöse Therapie

Zur Behandlung von Gelenkknorpeldefekten werden unzählige Präparate angeboten und verkauft. Die Wirksamkeit soll oft mit klinischen Studien nachgewiesen werden. Entsprechend der Empfehlung führender Fachgesellschaften wird eine große Gruppe von Medikamenten, welche neben den nichtsteroidalen Antiphlogistika und den reinen Analgetika zum Einsatz kommen, in 2 große Gruppen eingeteilt. Zum einen als „slow acting drugs in osteoarthritis" (SADOA) und zum anderen als „disease modifying osteoarthritis drugs" (DMOAD).

Alle heute klinisch verfügbaren so genannten „Knorpelmedikamente" fallen in die Gruppe der symptomatisch wirksamen Präparate (symptomatic slow acting drugs in osteoarthritis – SYSADOA). Für verschiedene Substanzen gibt es erste Hinweise, dass durch eine medikamentöse Therapie die Knorpelmorphologie positiv beeinflusst werden kann bzw. die fortschreitende Zerstörung des Gelenkknorpels zumindest verlangsamt oder rückgängig gemacht werden kann. Neben der pharmakologischen Potenz solcher Präparate ist es derzeit noch schwierig, diese Wirkqualität klinisch ausreichend validiert nachzuweisen. Es fehlen objektive biochemische, immunologische oder darstellende Parameter zur Qualitätskontrolle.

Bis zur Etablierung und breiten Einführung von arthrosemodifizierenden Substanzen in der medikamentösen Therapie von Gelenkknorpeldefekten muss man sich derzeit auf die symptomatische Verbesserung von Schmerz und Gelenkfunktion konzentrieren. Es ist unstrittig, dass der Patient auch von solcher, weil entzündungshemmender Therapie profitieren wird.

Auch die Behandlung mit so genannten „alternativen" Stoffgruppen (Phytopharmaka, Biologika und homöopathischen Zubereitungen) kann als Basistherapie über einen Zeitraum von 3 bis 6 Monaten die immer noch nebenwirkungsreichen Einnahme von nichtsteroidalen Antiphlogistika signifikant vermindern.

Im folgenden sind, ohne Anspruch auf Vollständigkeit, exemplarisch die wichtigsten Stoffgruppen aufgeführt, welche zur Behandlung von Gelenkknorpeldefekten angeboten werden.

Gegenwärtig existieren keine klinischen Studien, in denen nachweislich gezeigt werden konnte, dass einzelne Arzneistoffe beim Menschen morphologisch erkennbare Knorpeldefekte verhindern, verlangsamen oder sogar rückgängig machen können. Ungeachtet dessen gibt es eine Vielzahl von Präparaten mit dem Anspruch einer erfolgreichen Behandlung von Knorpeldefekten und Knorpeldegeneration. Entsprechend unterschiedlicher Wirkmodelle lassen sich verschiedene Stoffklassen definieren.

Nichtsteroidale Antiphlogistika

Nichtsteroidale Antiphlogistika wirken kurz und mit schnellem Wirkungseintritt analgetisch und antiphlogistisch durch Hemmung der Prostaglandinsynthese. Besonders bei Präparaten der ersten Generation sind die Nebenwirkungen erheblich. Man geht davon aus, dass etwa ein Drittel aller durch Ulcera des Gastrointestinaltraktes verursachten stationären Behandlungen und Todesfälle bei älteren Menschen auf die Einnahme von nichtsteroidalen Antiphlogistika zurückzuführen ist. Die prophylaktische Kombination von nichtsteroidalen Antiphlogistika mit Magenschutzpräparaten („Protonenpumpenhemmern" u. ä.) ist auch hinsichtlich der Behandlungskosten umstritten. Durch selektive Hemmung der Zyklooxygenase-2 (Cox-2) sind Präparate der zweiten und dritten Generation in der Lage, das Risiko ernsthafter gastrointerstinaler Nebenwirkungen um etwa die Hälfte zu senken. Hinsichtlich der Wirksamkeit liegen größere Vergleichsstudien mit den nicht selektiven nichtsteroidalen Antiphlogistika bisher nicht vor.

❚ **Kurzwirksame Präparate:**
Mephenaminsäure (Ponalar®, Parkemed®) Diclofenac (Voltaren®, Effekton®, Allvoran® u. a.), Dexibuprofen, Naproxen (Proxen®), Ketoprofen, Ibuprofen, Salizylsäure

❚ **Präparate mit mittlerer Wirkdauer:**
Proglumetacin (Protaxon®, -forte), Lonazolac, Acemetacin (Rantudil® u. a.), Indometacin (Amuno® u. a.)

❚ **Präparate mit langer Wirkdauer:**
Meloxicam (Mobec®), Lornoxicam (Tilos®), Piroxicam (Felden® u. a.)
Pyrazolone sind ebenfalls lange wirksam, sollten aber wegen der Gefahr der Überdosierung bei älteren Menschen nur noch bei bestehenden Indikationen eingesetzt werden.

❚ **Magenschutzpräparate:**
Antazida
H2-Rezeptorenblocker (u. a.):
Zimetidin, Ranitidin, Famotidin

❚ **Cox-2-hemmende nichtsteroidale Antiphlogistika:**
Coxibe (Vioxx®, Celebrex®)

Biologica

❚ **Glucosamine.** Chondroitinsulfat ist ein wesentlicher Bestandteil gesunden Gelenkknorpels. Im Rahmen arthrotischer Erkrankungen und der Knorpeldegeneration ist eine Verminderung des Gehaltes an Proteoglykanen im Allgemeinen und Chondroitinsulfat im Speziellen festgestellt worden. Ob dies verursacht wird durch eine im Alter nachlassende Resorptionsfähigkeit von knorpelspezifischen Bausteinen aus dem Darm oder durch eine reaktive Auslösung aus dem Knorpelverbund ist noch nicht bekannt. Chondroitine werden besonders im angelsächsischen Raum als Nahrungsergänzungsmittel zur Knorpeltherapie angeboten. Die Resorptionsrate aus dem Darm ist jedoch nicht sehr gut. Da Chondroitinsulfat im Organismus aus Glucosamin synthetisiert wird, sollte die medikamentöse Therapie bzw. Nahrungsergänzung direkt durch D-Glucosaminsulfat erfolgen, da auch die Resorptionsrate wesentlich besser ist. In-vitro-Untersuchungen haben gezeigt, dass die Zugabe von D-Glucosaminsulfat zu Kulturen mit humanen Chondrozyten eine Verbesserung der Proteoglykansynthese bewirkt haben. Die Knorpelregeneration bei Arthrose durch die Einnahme von Glucosaminsulfaten ist klinisch bisher nicht nachgewiesen, die prophylaktische Wirkung durch den Ausgleich von strukturellen Knorpeldefiziten wird angenommen. Unstrittig ist die analgetische und antiphlogistische klinische Wirkung bei regelmäßiger Einnahme von D-Glucosaminsulfat. Verschiedene Studien haben dies nachgewiesen und entsprechen auch der Anforderung einer evidenzbasierten Medizin. Als Tagesdosis werden 1500 mg D-Glucosaminsulfat per os empfohlen.

Wegen ihres Gehaltes an Glucosaminsulfat und Glucopolysacchariden werden grünlippige Muscheln und Haifischknorpelextrakte zur Therapie der Arthrose und zur Reduktion von Entzündungen angeboten. Die Bioverfügbarkeit der wirksamen Substanzen aus diesen Extrakten ist jedoch wesentlich geringer als in Präparaten mit reinem Glucosaminsulfat. Hinzu kommt die latente Gefahr von Verunreinigungen biologischer Extrakte und ethische Bedenken bei der Gewinnung von Haifischknorpel.

❚ **Präparate:**
– DONA 200 S® (Opfermann),
– Haifischknorpelextrakte (verschiedene Anbieter)

– Extrakte der neuseeländischen Grünlippmuschel (verschiedene Anbieter, z. B. Dr. Wissel) u. a.

▌ **Brennnessel.** Schon lange ist die Brennnessel als Tee oder Frischpflanzenpresssaft in der Volksmedizin u. a. bei Rheuma und arthrotischen Beschwerden bekannt. Als wirksame Substanz glaubt man heute den Wirkstoff 13-HOTrE identifiziert und auch isoliert zu haben. Dieser Wirkstoff vermittelt die Hemmung von knorpelschädigenden Zytokinen, in erster Linie TNS-α und Interleukin-1. Diese Stoffe werden im Gelenk von Makrophagen gebildet und freigesetzt als Reaktion auf entzündliche Gelenkveränderungen. TNS-α und Interleukin-1 fördern die Produktion knorpelabbauender Enzyme und fördern die Ausschüttung von Entzündungsmediatoren, z. B. Prostaglandin.

Neben antiphlogistischer und geringer analgetischer Wirkung kann auch für die Behandlung mit Brennnesselextrakten bzw. isolierten Wirksubstanzen eine prophylaktische Wirkung hinsichtlich der Gelenkzerstörung angenommen werden. Als Tagesdosis werden 8 bis 12 g Wirkstoff angegeben.

▌ **Präparate:**
– Hox Alpha® Kapseln (Strathmann)
– Natu-Lind® Tabletten (Rodisma-Med)
– Rheumakapseln STADA® Kapseln (STADA)
– Brennnesselextrakte (verschiedene Anbieter)
– Frischsaftzubereitungen (verschiedene Anbieter) u. a.

▌ **Teufelskralle.** Die Teufelskralle ist im südlichen Afrika beheimatet und ist in der Volksmedizin seit langem bekannt. Zubereitungen aus den knollenförmigen Wurzeln wurden u. a. zur Behandlung von Fieber, Geschwüren und Hautverletzungen sowie zur Schmerzlinderung eingesetzt. Als wirksamkeitsbestimmende Leitsubstanz wird Harpagosit angenommen. Der genaue Wirkmechanismus ist noch nicht bekannt. Die in der Klinik beobachtete entzündungshemmende und analgetische Wirkung des Extraktes wird durch die Beeinflussung des Arachidonsäurestoffwechsels zumindest teilweise erklärt. Als Tagesdosis werden ca. 30 g Harpagosit bzw. 5 g Droge empfohlen. Verschiedene klinische Studien haben in vielen Fällen eine Schmerzreduktion sowie eine entzündungshemmende Wirkung aufgezeigt.

▌ **Präparate:**
– Ajuta® Filmtabletten (Hermes)
– Allya® Tabletten (Pascoe)
– Arthrosetten® (Riemser)
– Flexi-Loges® Filmtabletten (Loges)
– Harpago forte® Asmedic Kapseln (Dyckerhoff)
– Jucurba forte® Filmtabletten (Strathmann)
– Teufelskralle verschiedener Generika (Ratiopharm, STADA, Dura) u. a.

▌ **Weide.** Extrakte der Weidenrinde enthalten Flavonoide und Salizin. Überlieferungen aus der Volksmedizin aber auch plazebokontrollierte Studien berichten von antiphlogistischen und analgetischen Wirkungen dieser Extrakte. Als Tagesdosis wird eine Extraktmenge mit max. 120 mg Salizin empfohlen. Der genaue Wirkmechanismus von Weidenrindenextrakten ist nicht bekannt. Auf Grund des Salizylatgehaltes ist bei Patienten unter Marcumartherapie Vorsicht geboten, wenngleich die Thrombozytenfunktion nicht beeinflusst zu sein scheint.

▌ **Präparate:**
– Assplant® Dragees (Robugen)
– Assalix® Dragees (Bionorica)
– Rheumatab Salicis® Tabletten (Schuck) u. a.

▌ **Enzyme.** Enzyme wirken als Auslöser bzw. Inhibitoren von Entzündungsreaktionen im menschlichen Körper. Verschiedene Enzymcocktails werden angeboten, um Entzündungsreaktionen in Gelenken zu hemmen. Dies kann oral und auch intraartikulär geschehen. Die genauen Wirkmechanismen sind nicht bekannt. In klinischen Studien konnte auch bei Gonarthrosepatienten eine schmerzlindernde Wirkung nachgewiesen werden. Durch die unterschiedliche Zusammensetzung verschiedener Präparate und Zubereitungen kann über die Dosierung keine Angabe gemacht werden.

▌ **Präparate:**
– Phlogenzym® Filmtabletten (Mucos) u. a.

Interleukinantagonisten

Interleukine spielen eine bedeutsame Rolle für die Modulierung von Entzündungsvorgängen in Gelenken. Insbesondere Interleukin-1-α verursacht in hohen Dosen eine Synovialitis und greift über verschiedene Reaktionsketten intakten Gelenkknorpel an. Auslöser für eine vermehrte Ausschüttung von Interleukinen können z. B. kleinere unbehandelte Knorpeldefekte oder andere Gelenkpathologien sein. Bis zu einem gewissen Grad können hohe Interleukin-1-Konzentrationen durch monozytärsynthetisierte Interleukin-1-Rezeptorantagonisten kompensiert werden. Chronisch pathologische Zustände können durch diesen Mechanismus jedoch nicht mehr kontrolliert werden.

Ansatzpunkt der Interleukinrezeptorblockade ist die externe Gabe von hohen Interleukin-1-Rezeptorantagonisten in ein geschädigtes Gelenk. Diese Interleukinrezeptorantagonisten werden in speziellen Labors aus dem Blut des Patienten autolog gewonnen. Nach etwa 3 Wochen stehen 6 Ampullen mit hochangereichertem körpereigenem Interleukin-1-Rezeptorantagonist zur Injektion zur Verfügung. Entsprechend erster klinischer Studien wird nach Applikation des Konzentrates in wöchentlichen Abständen eine Wirksamkeit in Form von Schmerzreduktion und Funktionsverbesserung des betroffenen Gelenkes über einen Zeitraum von 3 Monaten hinaus angegeben.

Ob und wieweit durch diese Therapie eine morphologische Änderung des Gelenkknorpels bedingt oder die Knorpeldegeneration in ihrem Fortschreiten abgebremst wird, bleibt noch nachzuweisen.

Die Kosten für die Herstellung des Präparates liegen zum Zeitpunkt der Drucklegung bei etwa 950 Euro.

Auch nach Angaben des Herstellers ist diese Methode zum jetzigen Zeitpunkt noch nicht geeignet, Patienten mit fortgeschrittener Arthrose erfolgreich zu behandeln.

▌ **Präparat:**
– Orthokin® (Arthrex-Bio)

Kortison

Die intraartikuläre Gabe von Kortisonpräparaten zur Behandlung von akuten Reizzuständen des Gelenkes hat sich vielfältig bewährt. Die Wirkung auf den Gelenkknorpel beschränkt sich jedoch auf die indirekten, positiven Einflüsse einer durch Schmerzreduktion und Mobilitätssteigerung herbeigeführten Verbesserung der Ernährungssituation des Knorpels. Eine intraartikuläre Dauertherapie zur Behandlung von Gelenkknorpeldefekten ist nicht angezeigt.

Gentherapie

Die Gentherapie verfolgt den Ansatz, verschiedene Schlüsselzellen des Gelenkes durch Veränderung des Erbguts gezielt und möglichst dauerhaft zu verändern. So wäre es z. B. denkbar, Monozyten zur vermehrten und dauerhaften Ausschüttung von Interleukin-1-Antagonisten anzuregen oder gentechnisch veränderte Chondrozyten zu implantieren, welche die Fähigkeit haben, auch nach Abschluss des Wachstums in vivo neue Gelenkknorpelmatrix zu synthetisieren. Es gibt verschiedene labortechnische Verfahren, neue genetische Informationen auf Zellpopulationen zu übertragen, z. B. durch „Beschuss" der Zellen mit DNA-Fragmenten oder so genannter Transfizierung von Zellpopulationen mit speziellen Viren als Trägermedium für neue Erbinformationen.

Das therapeutische Potenzial solcher Therapien, nicht nur für den Gelenkknorpel sondern für die gesamte Medizin, ist enorm. Ein verantwortungsvoller Umgang mit solchen Techniken und eine effektive ethische Kontrolle sind jedoch unabdingbar.

Klinische Applikationen gentherapeutischer Verfahren stehen noch nicht zur Verfügung.

Hyaluronsäure

Die Hyaluronsäure (genauer Hyaluronan) ist ein bedeutsamer Faktor für die Funktion eines synovialen Gelenkes. Bei Mangel an Hyaluronsäure und Veränderung der physikalischen Eigenschaften dieses Makromoleküls, z. B. bei entzündlichen oder degenerativen Gelenkprozessen, kommt es zu Reibungsverlusten und Funktionseinschränkungen. Hyaluronsäure wird zum einen im Gelenkknorpel durch die Chondrozyten synthetisiert und zum anderen in der Grenzschicht der Synovialmembran. Intrakartilaginär dienen u. a. Proteoglykane und Hyaluronsäure der Wasserspeicherung und damit indirekt der Diffusionskatalyse. Der in der Synovialflüssigkeit enthaltenen endogenen Hyaluronsäure wird die Viskosität der Gelenkflüssigkeit zugeschrieben, welche die Gelenkfläche benetzt. Auch eine protektive Qualität von Hyaluronsäure zum Schutz der Knorpeloberfläche vor toxischen Mediatoren wird diskutiert.

Als Reaktion auf einen Knorpeldefekt oder bei beginnender Arthrose verändern sich Qualität und Quantität von Hyaluronsäure. Zur Behandlung solcher Zustände wurde das Konzept der Viskosupplementation mit exogener Hyaluronsäure entwickelt. Hierbei handelt es sich um eine reine Substitutionstherapie mit symptomatischer Wirkung. Zahlreiche Studien lassen zusätzlich auch noch eine präventive Wirkungskomponente vermuten, in dem der Progress der Knorpeldegeneration durch exogenen Schutz der Oberfläche gebremst wurde. Eine Regeneration zerstörten Knorpels konnte bisher nicht nachgewiesen werden.

Prinzipiell können alle Gelenke mit exogener Hyaluronsäure behandelt werden, es ist jedoch zu beachten, dass nicht alle Präparate für die Behandlung sämtlicher Gelenke zugelassen sind.

Weiterhin gibt es Unterschiede hinsichtlich des Molekulargewichtes, wobei den mittleren Konzentrationen in vielen Studien der Vorzug gegeben wird, da sie den physiologischen Gegebenheiten am ehesten entsprechen.

Unterschiedlich in der Herstellung der Präparate ist der Gewinnungsprozess der Hyaluronsäure, die zum einen fermentativ hergestellt wird oder zum anderen durch Extraktion aus Geweben, zumeist tierischen Ursprungs. Die besten Behandlungsergebnisse werden bei Patienten mit leicht- oder mittel-

gradigen röntgenologischen Veränderungen im Sinne einer Arthrose festgestellt. Neben den bekannten Risiken einer intraartikulären Injektion besteht im Verlauf der Behandlung die Gefahr, dass es in seltenen Fällen zu reversibler Schwellneigung mit Ergussbildung des behandelten Gelenkes kommt. Als Ursache hierfür wird unter anderem das potenziell allergene Verhalten von Eiweißen tierischen Ursprungs vermutet. Zur Behandlung der rheumatoiden Arthritis, einer Gichtarthropathie oder einer infektiösen Arthritis ist die Hyaluronsäure nicht indiziert. In Abhängigkeit von Lokalisation und Ausprägung der Symptomatik sowie des verwendeten Präparates werden bis zu 6 Injektionen in wöchentlichen Abständen empfohlen. Interessanterweise wurde in vielen Fällen ein so genannter Carry-over-Effekt beobachtet, der von den Patienten als beschwerdefreie bzw. beschwerdearme Phase bis zu Monaten über die Therapiedauer hinaus beschrieben wird.

Durch den Einsatz der exogenen Viskosupplementation mit Hyaluronsäure kann in vielen Fällen eine Schmerzlinderung und eine Verbesserung der Gelenkfunktion herbeigeführt werden.

▌ **Präparate:**
– GO-ON (Opfermann)
– Hya-Ject Injektionslösung (Hexal)
– Hyalart Injektionslösung (Bayer Vital)
– Ostenil (Chemedica)
– Suplasyn (Merkle)
– Synvisc Injektionslösung (Wyeth) u. a.

Physiotherapie

Physiotherapeutische Maßnahmen zur Behandlung von Gelenkknorpeldefekten sind vielfältig und haben das Ziel eine Schmerzlinderung herbeizuführen und die Gelenkfunktion zu verbessern. Eine Regeneration von geschädigtem Knorpelgewebe ist durch solche Maßnahmen nicht zu erwarten. Die Progredienz degenerativer Prozesse kann jedoch ge-

bremst werden, was einer aktiven Arthrose-
prophylaxe gleich kommt.

Physiotherapie kommt zum Einsatz im Rahmen eines konservativen Behandlungsplanes
wenn eine Operation (noch) nicht indiziert ist,
präoperativ zur Vorbereitung eines operativen
Eingriffes, wenn z. B. Bewegungsmuster verbessert werden sollen und postoperativ zur Be-
schleunigung der Heilungsvorgänge.

Krankengymnastik

Beim Vorliegen von strukturellen Kniebinnen-
schäden, wie z. B. Gelenkknorpeldefekten,
kommt es zu Schmerzen und reaktiv zur Schonung des betroffenen Gelenkes. Schmerzhafte
Bewegungen werden nicht mehr ausgeführt
und es kommt zur Kapselschrumpfung und einer weiteren Verminderung der Durchblutung.

Um diesen Kreislauf zu durchbrechen, be-
dient sich die Krankengymnastik verschiedener Techniken und verfolgt primär folgende
Behandlungsziele:

- Schmerzlinderung durch Entlastung des Gelenkes (Lagerung, Traktion, Gehhilfe, u. a.)
- Manuelle Dehnung einer schmerzhaft kon-
  trakten Gelenkkapsel (ggf. in Kombination
  mit physikalischen Maßnahmen)
- Detonisierung der hypertonen periartikulä-
  ren Muskelgruppen durch Lockerungs- und
  Dehnungsübungen
- Verbesserung der Beweglichkeit durch aktive, aktiv-assistive und passive Mobilisation
  eines Gelenkes
- Verbesserung der muskulären Gelenkstabi-
  lisierung durch gezielte Behandlung von
  muskulären Defiziten
- Steigerung der Gelenkfunktion durch Erler-
  nen von kompensatorischen Techniken und
  Koordinationsübungen
- Medizinische Trainingstherapie zur Verbesserung motorischer Qualitäten (Kraft, Öko-
  nomie, Ausdauer, Koordination).

Nur durch ein dauerhaft physiologisches Bewegungsmuster eines Gelenkes kann es möglich
sein, nach einer Schädigung des Gelenkknorpels eine weitere Degeneration des Gelenkes
zu verlangsamen bzw. zu verhindern. Die

Kenntnis und die Erforschung der Gelenkphy-
siologie ist von entscheidender Bedeutung,
kann aber in allen Einzelheiten in diesem Bu-
che nicht erschöpfend dargestellt werden.

Bandagen und Schienen zur Behandlung der Gonarthrose

Begleitend zur medikamentösen und operativen Therapie und physiotherapeutischen
Maßnahmen ist in vielen Fällen auch die Anwendung von Bandagen und orthetischen
Hilfsmitteln zur Behandlung der Gonarthrose
angezeigt. Natürlich wird es auf solche Art
nicht gelingen, die Grundkrankheit zu kon-
trollieren. Es ist jedoch in vielen Fällen
möglich, Schmerzen zu lindern und die Gelenkfunktion zu verbessern.

❚ **Bandagen.** Bandagen haben den Vorteil der
einfachen Anwendung, was für ältere Patienten
von großer Bedeutung ist. Das strumpfförmige,
elastische Material lässt sich leicht überstreifen
und vermittelt dem Patienten ein stabilisieren-
des Gefühl. Dieser Eindruck wird erreicht
durch die Kompressionsqualitäten des elastischen Materials, eine externe Haltefunktion haben solche Bandagen nicht.

Als weiterer Wirkmechanismus von so genannten Arthrosebandagen wird die externe
Temperaturkontrolle angesehen. Patienten mit
fortgeschrittener Arthrose beschreiben eine
Zunahme ihrer Beschwerden durch den Einfluss von besonders feuchter Kälte. Hier kann
eine Bandage zuverlässigen Schutz bieten.

Die propriozeptiven Qualitäten einer Bandage sind heute allgemein anerkannt, jedoch
immer noch nicht sicher nachgewiesen und
bis ins Detail untersucht. Unstrittig scheint es
jedoch nach den Ergebnissen verschiedener
klinischer Untersuchungen zu sein, dass Bandagen durch ihre propriozeptive Wirkung eine Verbesserung der muskulären Aktivitäts-
muster um ein geschädigtes Gelenk herum zu
bewirken vermögen. Von besonderer Bedeutung ist hier die Beeinflussung der Schwell-
und Koordinationsmechanismen.

Durch gezielte Einarbeitung von Leicht-
gewebspolstern ist es möglich, gezielt vorsich-

tigen Druck auszuüben auf bestimmte Gelenkspartien. Das kommt insbesondere bei der Behandlung von retropatellaren Knorpelschäden im Bereich des Kniegelenkes zur Anwendung. Verschiedenste Bandagen ermöglichen eine Verbesserung der Patellaführung bei Bewegung und sind so in der Lage arthrotisch befallene Gelenkfacetten biomechanisch zu entlasten. In vielen Fällen kann auch auf diesem Wege eine Schmerzreduktion erreicht werden.

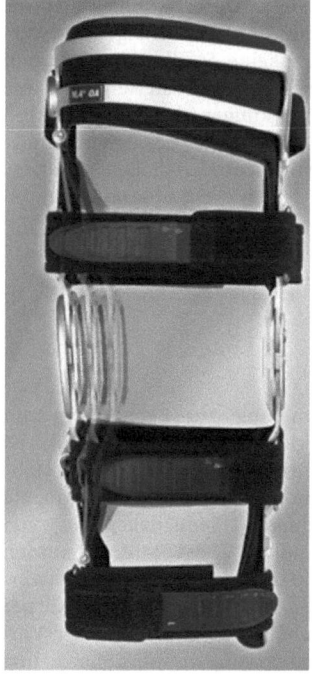

Abb. 22. Kniegelenksorthese mit verstellbarem Varus/Valgusstress

▌ **Orthesen.** Orthesen zur Behandlung von Gelenkerkrankungen zeichnen sich durch die Kombination eines stabilen Halteapparates mit Komponenten einer Bandage aus. Insofern sind bei Anwendung auch die oben angesprochenen Wirkungen zu erwarten.

Zusätzlich macht man sich in der Therapie mit Gelenkorthesen weitere Qualitäten zu nutzen. Durch den starren Halteapparat gelingt es bis zu einem gewissen Grade, das Gelenk extern zu stabilisieren. Patienten mit vollständig arthrotisch zerstörten Kniegelenken und Instabilität können durch eine solche orthetische Versorgung wieder begrenzt gehfähig werden. Durch die Einarbeitung von ausgefeilten Gelenkmodulen wird die Bewegung des Gelenkes ermöglicht und unterstützt. Gleichzeitig kann jedoch z.B. postoperativ oder bei der Retropatellararthrose eine Flexionslimitierung eingestellt werden.

Von großer Bedeutung ist der Einsatz von Kniegelenksorthesen zur konservativen Behandlung einer medial oder lateral betonten Arthrose. Diese unikompartimentellen arthrotischen Veränderungen gehen oft einher mit einer zumeist varischen Deformierung, z.B. nach medialer Meniskusschädigung oder -entfernung. Grundsätzlich ist in solchen Fällen sicherlich die operative Achskorrektur angezeigt. Sollte dies jedoch nicht möglich sein, bietet sich die Behandlung mit einer Orthese an, welche extern einen Valgus- bzw. Varusstress ausübt und somit das betroffene Kompartiment entlastet.

Auch postoperativ nach Operationen zum Aufbau des Gelenkknorpels oder Meniskusrekonstruktionen haben sich solche so genannten OA-Schienen bewährt. Auch präoperativ vor einer notwendigen und geplanten valgisierenden Korrekturosteotomie des Kniegelenkes kann durch eine solche Orthese bis zu einem gewissen Grad der zu erwartende Behandlungserfolg simuliert und der Patient ggf. von der Notwendigkeit des Vorgehens überzeugt werden.

Verschiedene Studien haben diese kompartimentell entlastende Wirkung von speziellen Arthroseschienen nachgewiesen.

Zusammenfassend können Bandagen und Gelenkorthesen in der Behandlung der Gonarthrose als Hilfsmittel angesehen werden, die in der Lage sind, Schmerzen zu lindern und die Gelenkfunktion zu verbessern. In speziellen Fällen kann durch den Einsatz einer kompartimentell entlastenden Arthroseschiene unter Umständen auch die Progredienz der Erkrankung verzögert werden. Ein kausaler Therapieansatz ist jedoch nicht gegeben.

Elektrotherapie

Elektrische Ströme vermögen das Teilungs- und Syntheseverhalten menschlicher Zellen zu verändern. Das Spektrum reicht hier von reiner Schmerzstillung durch elektrische Affektionen der schmerzleitenden Nervenfasern bis hin zur vermuteten Schädigung der genetischen Information durch elektrische Ströme (Elektrosmog).

Durch Applikation definierter Stromqualitäten wird in der Elektrotherapie das Ziel verfolgt, umschriebene und definierte Wirkungen zu erzielen.

Die wichtigsten Techniken sind:

▮ Niederfrequente Ströme (bis zu 1000 Hz)
▮ Stangerbad
▮ Iontophorese: Transkutaner Ionentransport zur Verbesserung der Aufnahme von positiv oder negativ geladenen Medikamenten
▮ Transkutane elektrische Nervenstimulation (TENS): Rein symptomatische lokale Schmerzbekämpfung durch Blockade der Schmerzweiterleitung. Die Applikation von meist rechteckförmigen Impulsströmen erfolgt über ein batteriebetriebenes Taschengerät
▮ Mittelfrequente Ströme (1000 bis 300 000 Hz)
▮ Hochfrequente Ströme (über 300 000 Hz)
Diese Ströme werden ohne direkten Hautkontakt appliziert und führen durch chemische Reaktionen im Gewebe zu einer umschriebenen Wärmewirkung durch elektromagnetische Wellen (Diathermie). Diese Behandlung hat den Vorteil der reduzierten Kreislaufbelastung im Vergleich zur exogenen Wärmeapplikation.

Pulsierende Signaltherapie

Die pulsierende Signaltherapie wird mit dem Anspruch vermarktet, hyalinen Knorpel aufzubauen. Dieses Therapieziel soll erreicht werden durch eine Applikation von definierten Rechteckimpulsen eines niederfrequenten Gleichstroms. Experimentell konnte gezeigt werden, dass sich die Proliferationsfähigkeit von Chondrozyten durch elektrische Ströme im Allgemeinen und das typische Impulsmuster der PST im Speziellen positiv beeinflussen lässt. Des Weiteren soll durch eine verbesserte Wasserbindungsfähigkeit geschädigten Knorpelgewebes die Syntheseleistung der Chondrozyten angekurbelt werden. Klinische Studien konnten eine Verbesserung von Schmerzsymptomatik und Gelenkfunktion nachweisen. Morphologische Veränderungen des geschädigten Gelenkknorpels konnten jedoch unter PST-Therapie bisher nicht gezeigt werden. Auch liegen keine Studien vor, die den Ansprüchen einer evidenzbasierten Therapie genügen. Nebenwirkungen der Therapie sind keine bekannt geworden. Die Behandlungskosten werden von den gesetzlichen Krankenversicherungen derzeit nicht übernommen.

▮ Kontakt:
Sigmed GmbH, u. a.

Ultraschall

Die Ultraschalltherapie zur Behandlung von Erkrankungen des Bewegungsapparates ist weit verbreitet und seit vielen Jahren etabliert. Zur Anwendung kommen hochfrequente Ströme in einem Frequenzbereich von 800 KHz oder höher. Diese Ströme werden über einen Quartz in mechanische Schwingungen umgewandelt, welche in den Körper weitergeleitet werden. Als Qualität dieser Vibrationen wird eine Temperaturerhöhung insbesondere in den Grenzschichten der Gewebe angenommen, die zu einer Verbesserung von Durchblutung, Stoffwechselleistung und Ernährung führt. Direkte Wirkungen auf den Gelenkknorpel konnten bisher nicht nachgewiesen werden. Verschiedene Studien zeigen jedoch, dass z. B. über eine verbesserte Abpufferung von Entzündungsmediatoren der stoffwechselgesteigerten Synovialis eine indirekte Chondroprotektion erreicht werden kann. Auch die Regeneration von Faserknorpel in osteochondralen Defekten mit Eröffnung der subchondralen Platte und Blutung konnte durch Ultraschallapplikation stimuliert werden. Ein Review der Cochrane Library kommt jedoch zu dem Schluss, dass eine evidenzbasierte Wirksamkeit des therapeutischen Ultraschalls zur Behandlung der Kniegelenksarthrose bisher nicht nachgewiesen wurde.

∎ Kontakt:
 Nemectron, Karlsruhe, u. a.

Magnetfeld

Während in der Volksmedizin die wohltuende Wirkung von magnetischen Feldern auf kranke Gelenke überliefert wird, sieht die Schulmedizin bisher keine Indikation für den Einsatz von niedrigintensen Magnetfeldern für den Gelenkbereich. Die pulsierende Magnetfeldtherapie wird zur Behandlung von u. a. Sportverletzungen und Arthrose intensiv beworben. Insofern scheint es den Verfechtern dieser Therapie auch möglich, Gelenkknorpeldefekte mit Magnetfeldern zu behandeln. Durch die Pulsmodulation der magnetischen Wellen ist eine höhere Energiezufuhr möglich, welche wiederum zur Erhöhung des Sauerstoffpartialdruckes im Abschlussgewebe führen sollen. Die Bedeutung eines solchen Vorganges auf bradytrophes Gewebe, wie z. B. Meniskus oder Gelenkknorpel wird eindringlich hervorgehoben. In Tierversuchen wurde der Einfluss der pulsierenden Magnetfeldtherapie auf die extrazelluläre Matrix hyalinen Knorpels bereits 1996 von Liu untersucht. Die Mehrzahl von experimentellen und klinischen Studien bezieht sich auf die Osteoneogenese. Nebenwirkungen der Behandlung mit pulsierender Magnetfeldtherapie sind bisher keine bekannt geworden.

Die pulsierende Magnetfeldtherapie wird von den gesetzlichen Krankenkassen nicht bezahlt.

∎ Kontakt:
 MBS-Systems, u. a.

Extrakorporale Stoßwellentherapie

Die extrakorporale Stoßwellentherapie (ESWT) wird in der Urologie schon seit Jahren zur Zertrümmerung von Nierensteinen eingesetzt. Durch die Entwicklung kleiner Geräte und Fokusierungsmöglichkeiten der Impulse hat die extrakorporale Stoßwellentherapie in den letzten 10 Jahren auch Einzug gehalten in die Behandlung orthopädischer Erkrankungen. Man unterscheidet zwischen niedrig- und hochenergetischen Impulsen, welche eingesetzt werden zur Behandlung u. a. der Tendinosis calcarea, der Epicondylitis humeri radialis sowie von Fersenspornen. Insbesondere die niederenergetischen Geräte können in den meisten Fällen ohne Analgesie und zusätzliche radiologischen Steuerung durchgeführt werden. Die Eindringtiefe der Impulse soll bei bis zu 35 mm liegen.

Zur Behandlung von Gelenkknorpeldefekten ist die extrakorporale Stoßwellentherapie schon auf Grund der geringen Eindringtiefe primär nicht geeignet. Vorstellbar ist jedoch bei entsprechender, ggf. hochenergetischer Ausstattung die Behandlung von Osteochondrosis-dissecans-Herden, bei der die sklerosierte subchondrale Platte unter dem Dissekat mit Hilfe der Stoßwellentherapie perforiert

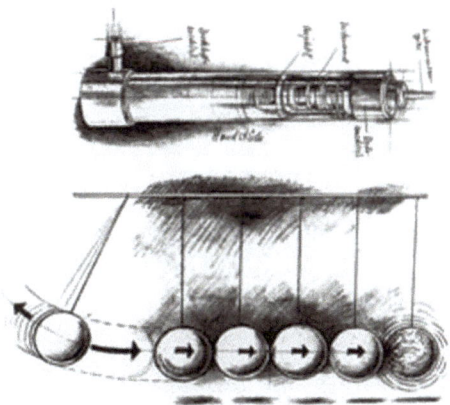

Abb. 23. Zeitgenössische Darstellung der Wirkweise der extrakorporalen Stoßwellentherapie (mit freundlicher Genehmigung EMS, Konstanz)

werden könnte. Bei erhaltener Knorpeloberfläche könnte hierdurch die Reintegration des Dissekates bewirkt werden. Ergebnisse zu dieser neuen Spielart der ESWT wurden noch nicht publiziert. Ob die Schmerzen einer retropatellaren Chondromalazie durch die ESTW positiv beeinflusst werden können, bleibt in klinischen Studien nachzuweisen.

Als Nebenwirkung der ESWT sind in Einzelfällen kurzzeitige Symptomexazerbationen und oberflächige Hautirritationen beschrieben.

Die Kostenübernahme der ESWT durch die gesetzlichen Krankenkassen wird immer noch kontrovers diskutiert.

▌ Kontakt:
EMS – Electro medical Systems, u. a.

Operative Therapie

Die operative Behandlung von Gelenkknorpeldefekten

Anders als bei der konservativen Therapie kann es durch operative Maßnahmen möglich sein, einen Gelenkknorpeldefekt vollständig wieder zu decken – sei es durch Transplantation, Regeneration oder Fixierung von abgelösten Knorpelfragmenten.

Refixation von abgelösten Knorpelfragmenten

Akut pertraumatisch herausgelöste osteochondrale Fragmente sollte man versuchen, in anatomischer Positionierung wieder zu refixieren. Auch frisch herausgelöste osteochondrotische Dissekate können besonders bei jungen Patienten mit gutem Erfolg readaptiert werden.

▮ **Prinzip.** Anatomische (Re-)Fixation von (osteo-)chondralen Fragmenten mit resorbierbaren Stiften, Schrauben, Fibrin oder osteochondralen Zylindern.

▮ **Operation.** Bei zumeist arthroskopischer Inspektion des betroffenen Gelenkes wird man unschwer den diagnostizierten Defekt darstellen können, wobei nach Verletzungen (auch noch nach einigen Tagen) spongiöse Blutungen die Übersicht erheblich einschränken können. Große Fragmente lassen sich meist leicht ganz genau reponieren. Kleinere Dissekate müssen ggf., wenn sie nicht partiell noch fixiert, z. B. aus dem Rezessus des Kniegelenkes in den Defekt transloziert werden. Liegt das Trauma länger als eine Woche zurück, kann es notwendig sein, den Defektgrund von bindegewebigen Auflagerungen zu

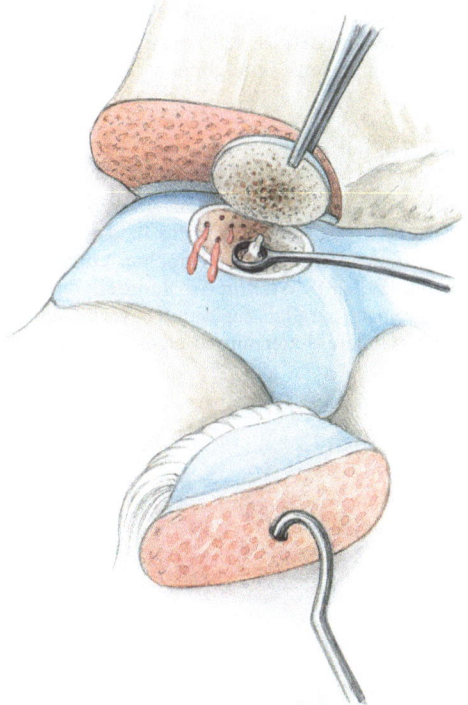

Abb. 24. Debridement eines Knorpeldefektes an der Talusschulter nach Anheben eines partiell abgelösten osteochondralen Fragmentes vor der Refixation (mit Innenknöchelosteotomie)

befreien. Diese sind nicht zu verwechseln mit frischen Blutkoageln, welche verbleiben können und sollen.

Einen Sonderfall stellen osteochondrotische Dissekate dar, welche schon partiell ausgelöst sind. Bei den zumeist jungen Patienten sollte auch in solchen Fällen der Versuch einer Refixation unternommen werden. Dies gilt nicht für rein chondrale Fragmente mit einem Durchmesser von < 1,0 cm. Vor einer erfolgreichen Refixation muss jedoch das meist sklerosierte Dissekatbett debridiert und perforiert werden (z. B. mit Kirschner-Drähten, nicht dünner als 1,6 mm) (Abb. 24).

Besonders an Schulter-, Ellenbogen- und Hüftgelenk wird es hierzu notwendig sein, das Gelenk zu eröffnen. Im Bereich des Sprunggelenkes wird oft nur eine Innenknöchelosteotomie (s. S. 43 f.) ausreichenden Zugang zum Gelenk ermöglichen.

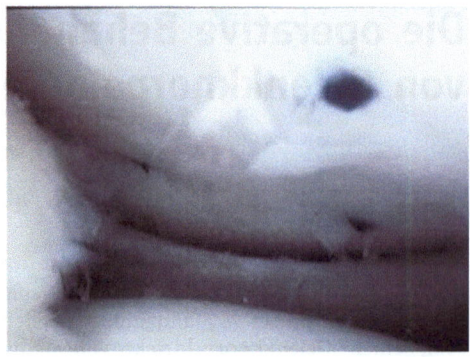

Abb. 26. Arthroskopisches Bild nach Fixierung eines osteochondralen Fragmentes mit resorbierbaren Stiften (Ethicon)

Fixation mit resorbierbaren Stiften

Über spezielle Instrumentarien werden mindestens 2 resorbierbare Stifte in das Dissekat und den unterliegenden Knochen eingebracht (Abb. 25, 26). Wichtig ist hierbei, dass die Pins *nicht* parallel zueinander verlaufen um eine stabilere Fixierung zu erreichen.

▌ Vorteile
– Resorbierbares Material
– Arthroskopische Technik
– Nur dünne Perforation des Dissekates

▌ Nachteile
– Keine Kompression des Dissekates an den Knochen möglich
– Fixierung weniger stabil als mit Schrauben

Fixierung von osteochondralen Fragmenten mit Schrauben

Das losgelöste Fragment wird nach Reposition mit Kleinfragment-Spongiosaschrauben fixiert. Bei ovalären Defekten ist eine Schraube ausreichend, da bei sicherer Fixierung eine Rotation nicht möglich ist. Alternativ kommen auch resorbierbare Schrauben zur Anwendung.

▌ Operation
– Einbringen eines Führungsdrahtes passend zum Kleinfragment-Hohlschraubensystem
– Überbohren des Führungsdrahtes
– Einbringen der Schraube und Eindrehen des Kopfes
– Versenken des Schraubenkopfes auf Knorpelniveau

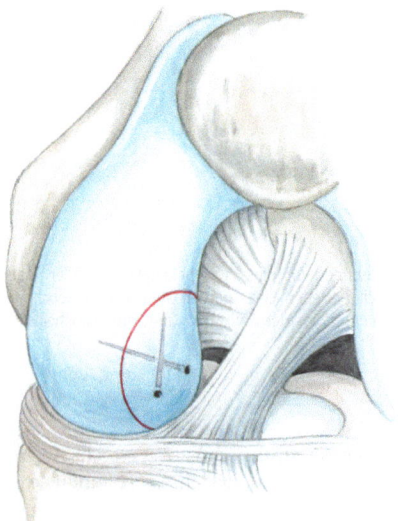

Abb. 25. Fixierung eines osteochondralen Herdes auf der Femurkondyle mit resorbierbaren Stiften

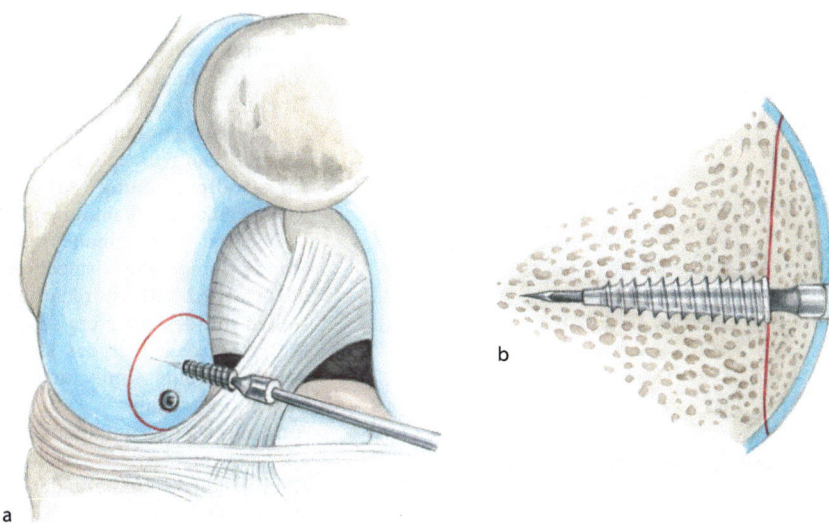

Abb. 27 a, b. Fixierung eines osteochondralen Herdes auf der Femurkondyle mit Schrauben über einen Führungsdraht

Spezielle Instrumentarien werden von den Anbietern resorbierbarer Schraubensysteme zur Verfügung gestellt.

▌ **Vorteile**
– Stabile Fixierung des Dissekates
– Arthroskopische Technik

▌ **Nachteile**
– Schädigung der korrespondierenden Gelenkfläche durch den prominenten Schraubenkopf
– Verhältnismäßig großer Bohrkanal (problematisch bei kleinen Dissekaten)
– Notwendigkeit der Materialentfernung bei Verwendung von Metallschrauben
– Gefahr von subchondralen Osteolysen nach Implantation von resorbierbaren Schrauben

▌ Anbieter von resorbierbaren Schrauben:
Arthrex
Aesculap
Synthes-Stratek
Storz
Smith & Nephew, u. a.

Dissekatfixierung mit Fibrinkleber

Bei Fragmentrefixationen in offener Technik und nur wenig belasteten Gelenkarealen kann eine Dissekatfixierung mit Fibrinkleber ausreichend sein. Die Stabilität ist deutlich niedriger als bei den anderen Verfahren. Eine temporäre Ruhigstellung des betroffenen Gelenkes kann notwendig sein.

▌ Anbieter:
Tissucol Duo (Baxter Bioscience), u. a.

Fragmentrefixation mit osteochondralem Zylinder

Das Fragment wird mit einem autolog gewonnenen osteochondralen Zylinder in Pressfittechnik fixiert (Abb. 29). Zur Operation finden handelsübliche Instrumentarien zur Durchführung des osteochondralen Transfers Verwendung (s. S. 49).

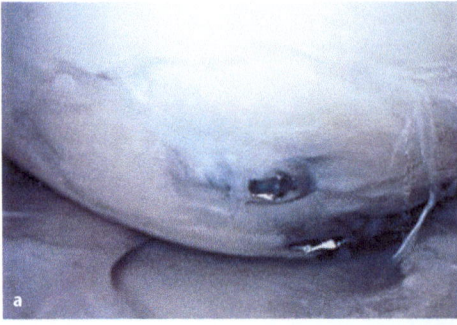

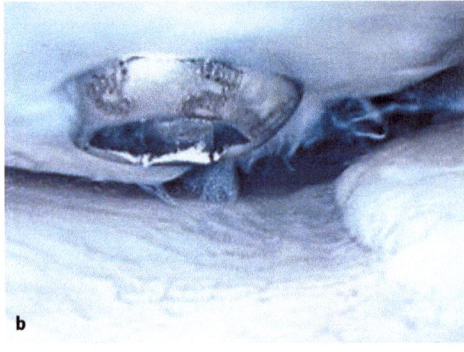

Abb. 28a, b. Arthroskopisches Bild nach Fixierung eines osteochondralen Herdes auf der Femurkondyle mit Schrauben (**a**). Deutlich erkennbar ist die Arrosion des korrespondierenden Gelenkknorpels durch die Schraube (**b**)

█ **Operation**

– Entnahme eines osteochondralen Zylinders von der Linea terminalis lateralis der Trochlea bzw. aus der Notch des Kniegelenkes (bei Behandlung von Defekten anderer Gelenke kann es ebenfalls notwendig sein, zur Graftgewinnung auf das ipsilaterale Kniegelenk zurückzugreifen).

  Wichtig: Die manchmal empfohlene Standardlänge der osteochondralen Zylinder von 1,2 cm ist nicht ausreichend, es sollten mindestens 2 cm sein.

  Der Durchmesser des Knorpel-Knochen-Zylinders sollte 4 mm nicht unterschreiten, besser sind 6 mm.

– Ausbohren eines Implantatlagers durch das Dissekat bis in den subchondralen Knochen in korrespondierender Größe entsprechend den Vorgaben des Instrumentariums.

– Einbringen des Knorpel-Knochen-Zylinders unter Beachtung der Oberflächenkongruität.

█ **Vorteile**

– Autologe Fixierung, keine Fremdmaterialien
– Arthroskopische Technik
– Rekonstruktion der Knorpelfläche auf dem Dissekat

█ **Nachteile**

– Großer Bohrkanal (Frakturgefahr)
– Geringe Kompression des Disskekates auf den subchondralen Knochen

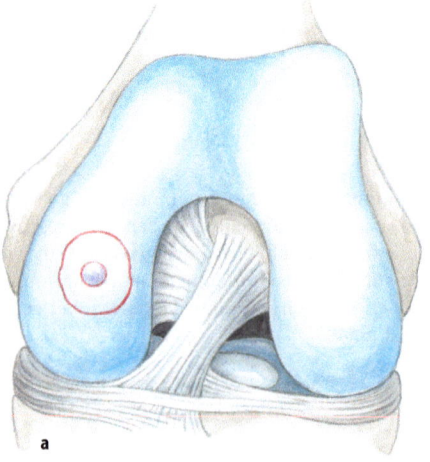

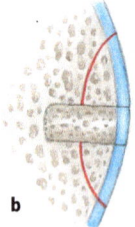

Abb. 29a, b. Fixierung eines osteochondralen Herdes auf der Femurkondyle mit einem osteochondralen Zylinder

Nachbehandlung

Die Nachbehandlung richtet sich nach der gewählten Fixationsform und der erreichten Stabilität. Eine Entlastungsphase der betroffenen Extremität von 6 Wochen dürfte jedoch in jedem Fall angemessen sein. Eine Erfolgskontrolle zur Beurteilung der Integration mittels Röntgen ist oft schwierig und mit der Kernspintomografie wegen Überlagerung bei eingebrachten Metallimplantaten nicht möglich.

Nicht resorbierbare Schrauben sollten wegen der Gefahr korrespondierender Knorpelschäden nach 6 bis 8 Wochen entfernt werden.

Die Refixation von rein chondralen Fragmenten, z. B. nach Knorpelabscherungen, ist oft wenig erfolgversprechend, ein Versuch kann jedoch gerade bei jungen Patienten unternommen werden.

Bei Patienten vor Abschluss des Wachstums muss die Durchdringung der Wachstumsfuge durch zu lange, großlumige Implantate verhindert werden (präoperative Planung).

Die Patienten müssen dahingehend aufgeklärt werden, dass es sich in jedem Falle um einen Versuch handelt, körpereigenes Knorpelgewebe zu erhalten und dass ggf. eine Zweitoperation zur Dissekatentfernung notwendig sein kann.

Innenknöchelosteotomie

Zur Behandlung von Knorpeldefekten des Sprunggelenkes kann es notwendig sein, eine Osteotomie des Innenknöchels durchzuführen, wenn dorsal gelegene Defekte auch nach einer ventralen Keilentnahme nicht von vorne erreicht werden können (Abb. 30).

▍ Operation

– Leicht nach vorne geschwungener Hautschnitt über dem Innennöchel
– Bestimmung der Osteotomieebene mit Kirschner-Draht unter Bildwandlerkontrolle
– Probeweises Einbringen von, wenn möglich, 2 Spongiosaschrauben mit kurzem Gewinde (ggf. als Hohlschrauben über Kirschner-Drähte) unter Bildwandlerkontrolle. Die Schrauben werden nicht vollständig eingedreht. Das Gewinde der von distal eingebrachten Schrauben muss vollständig proximal der geplanten Osteotomieebene liegen
– Osteotomie des Innenknöchels mit der oszillierenden Säge. Ein von ventral in das Gelenk eingeführtes Raspatorium o. ä. über der Taluskante schützt den Talus vor Sägeschäden

Nach Wegklappen des Innenknöchels nach distal, z. B. mit einem Einzinkerhaken besteht ein gute Sicht in das Gelenk.

Die Reposition muss exakt anatomisch erfolgen, um intraartikuläre Sekundärschäden zu vermeiden. Dies ist in der Regel gewährleistet, wenn die beiden vorgebohrten Schraubenlöcher verwendet werden.

Anziehen der Schrauben und Röntgenkontrolle, ggf. muss bei weichen Knochen eine Unterlegscheibe verwendet werden.

Wenn eine Fixierung mit 2 Schrauben aus Platzgründen nicht möglich ist, so bietet eine Zuggurtungsosteosynthese alternativ die notwendige Rotationsstabilität. Die Osteosynthese mit nur einer Schraube ist aus diesem Grunde risikoreich.

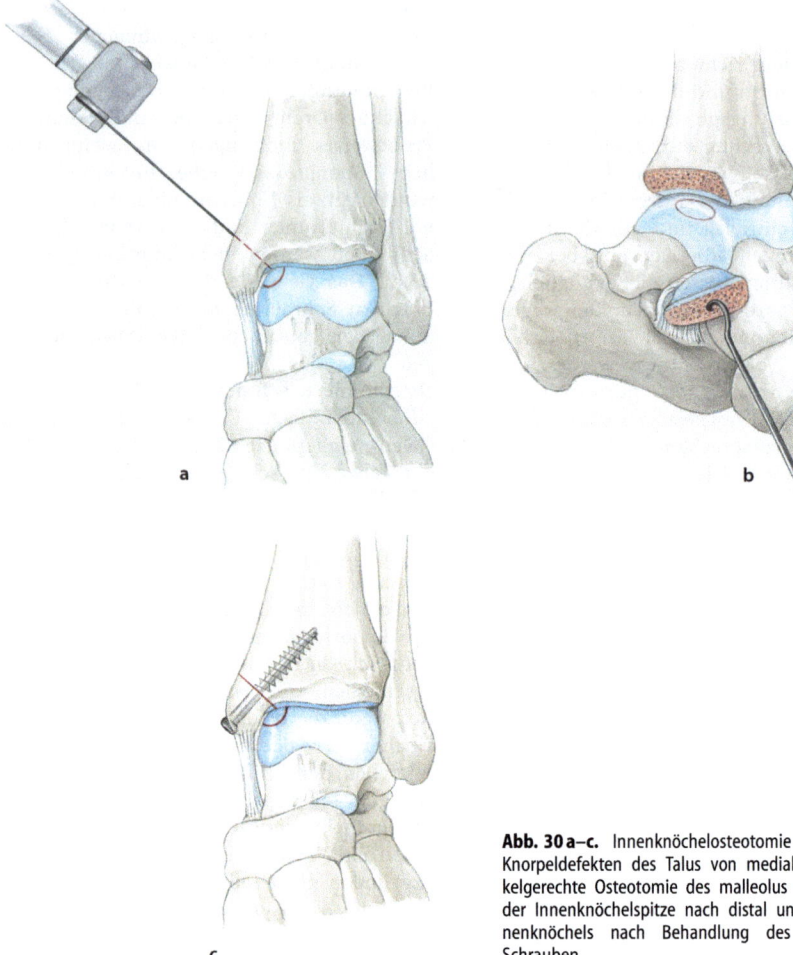

Abb. 30 a–c. Innenknöchelosteotomie zur Darstellung von Knorpeldefekten des Talus von medial. **a** Achsen- und winkelgerechte Osteotomie des malleolus medialis, **b** Abklappen der Innenknöchelspitze nach distal und **c** Refixation des Innenknöchels nach Behandlung des Knorpeldefektes mit Schrauben

Gelenkspülung/Knorpelglättung/Lavage/Debridement

Bei Vorliegen eines, auch substanziellen, Gelenkknorpelschadens kommt es oft nach Durchführung einer arthroskopischen Revision und Spülung des Gelenkes zu einem deutlichen Rückgang der Beschwerdesymptomatik. Dies lässt sich dadurch erklären, dass aus dem Knorpelverbund ausgelöste Fragmente wie Kollagenfasern und Proteoglykanaggregate als Entzündungsmediatoren auf die Gelenkschleimhaut wirken und so eine chronische Synovialitis induzieren und unterhalten. Auf Grund des rein symptomatischen Therapieansatzes kann ein dauerhafter Therapieerfolg nicht angenommen werden. Eine mehrfache Wiederholung von arthroskopischen Spülungen ist jedoch ggf. indiziert.

Indikationen. Degenerative Gelenkknorpeldefekte (sofern eine kausale Therapie medizinisch nicht möglich ist oder vom Patienten nicht gewünscht wird).

Operation
- Gründliche Spülung des gesamten Gelenkes mit mehreren Litern Spülflüssigkeit. Auch der dorsale Gelenkraum sollte z. B. durch einen transligamentären Zugang gespült werden.
Die Knorpelglättung sollte sich auf die vorsichtige Entfernung oberflächlicher und hypermobiler Knorpelschichten mit dem Shaver (*Shaving*) beschränken.
Der Wert oberflächlicher Knorpelbehandlungen mit dem Laser oder anderer hochenergetischer Applikationen ist nicht erwiesen und fragwürdig.

Vorteile
- Arthroskopische Technik
- Geringer Aufwand

Nachteile
- Begrenzte Wirkdauer
- Keine kausale Therapie

Knochenmarkstimulierende Techniken

Nach der anekdotischen Erwähnung der subchondralen Bohrung zur Behandlung von Knorpelschäden von Pridie 1959 wurde das Prinzip der Knochenmarkstimulierung z. B. von Johnson wissenschaftlich untersucht. Trotz klinisch variabler Ergebnisse erfolgte die Weiterentwicklung der Technik z. B. durch Steadman und die Anwendung bis zum heutigen Tage.

Prinzip. Durch Eröffnung des knöchernen Markraumes kommt es zur Einblutung in den Knorpeldefekt und zur Ausbildung eines fibrösen Regeneratgewebes (Faserknorpel) (Abb. 31). Verschiedene Wachstumsfaktoren und Enzyme werden als auslösend für diesen Vorgang angesehen.

Operation (Arthroskopie)
- Entfernung von mobilem, degenerativem Knorpelgewebe bis ins Gesunde mit scharfen Löffeln oder Küretten. Hilfreich für die Bearbeitung des dem Arthroskopieportal zugewandten Defektrand sind *retrograde* Instrumente (z. B. Storz).
- Ausformung einer stabilen Knorpelschulter.

Verschiedene Techniken werden eingesetzt:

Abrasionschondroplastik. Eröffnung des subchondralen Raumes durch Abfräsen der oberen Knochenschicht mit dem Shaver, besser Acromionizer/Kugelfräse. Besonderes Augenmerk ist darauf zu legen, dass auch die peripheren Defektareale bearbeitet werden und dass der Defektrand nicht abgeschrägt wird. Bei flächigen, degenerativen Läsionen ohne intakte Knorpelschulter muss der Defekt vertieft werden, um eine ausreichende Regeneratdicke zu erreichen.

Mikrofrakturierung (*microfracture*). Perforation des subchondralen Knochens durch Metallahlen (*chondropicks*) welche mit dosierten Hammerschlägen in den Knochen eingetrieben werden. Von verschiedenen Herstellern werden Instrumentensets mit unterschiedlichen Kröpfungen des Kopfes angeboten (in der Regel zwischen 0° und 60°). Wichtig ist eine orthograde Perforation des Knochens, um die Löcher nicht ovalär auszuweiten und die Brücken zwischen den Löchern nicht zu durchbrechen. Ein Abstand von 3–4 mm sollte erreicht werden. Als Perforationstiefe werden in der Regel 4–5 mm angestrebt. Es gibt Instrumente mit einer entsprechenden Markierung. Um einen festen Übergang des Faserknorpels zum umgebenden gesundes Knorpel zu erreichen, sind Perforationen auch in der Defektperipherie von großer Wichtigkeit.

Bohrung. Gleiche Vorgaben gelten auch für die anterograde Bohrung. Verwendet wird ein Bohrer oder Kirschner-Draht mit einem Durchmesser von 1,5–2 mm zur Perforierung der subchondralen Platte (Abb. 32).
Einen besonderen Fall stellt die retrograde Anbohrung zum Beispiel der Osteochondrosis

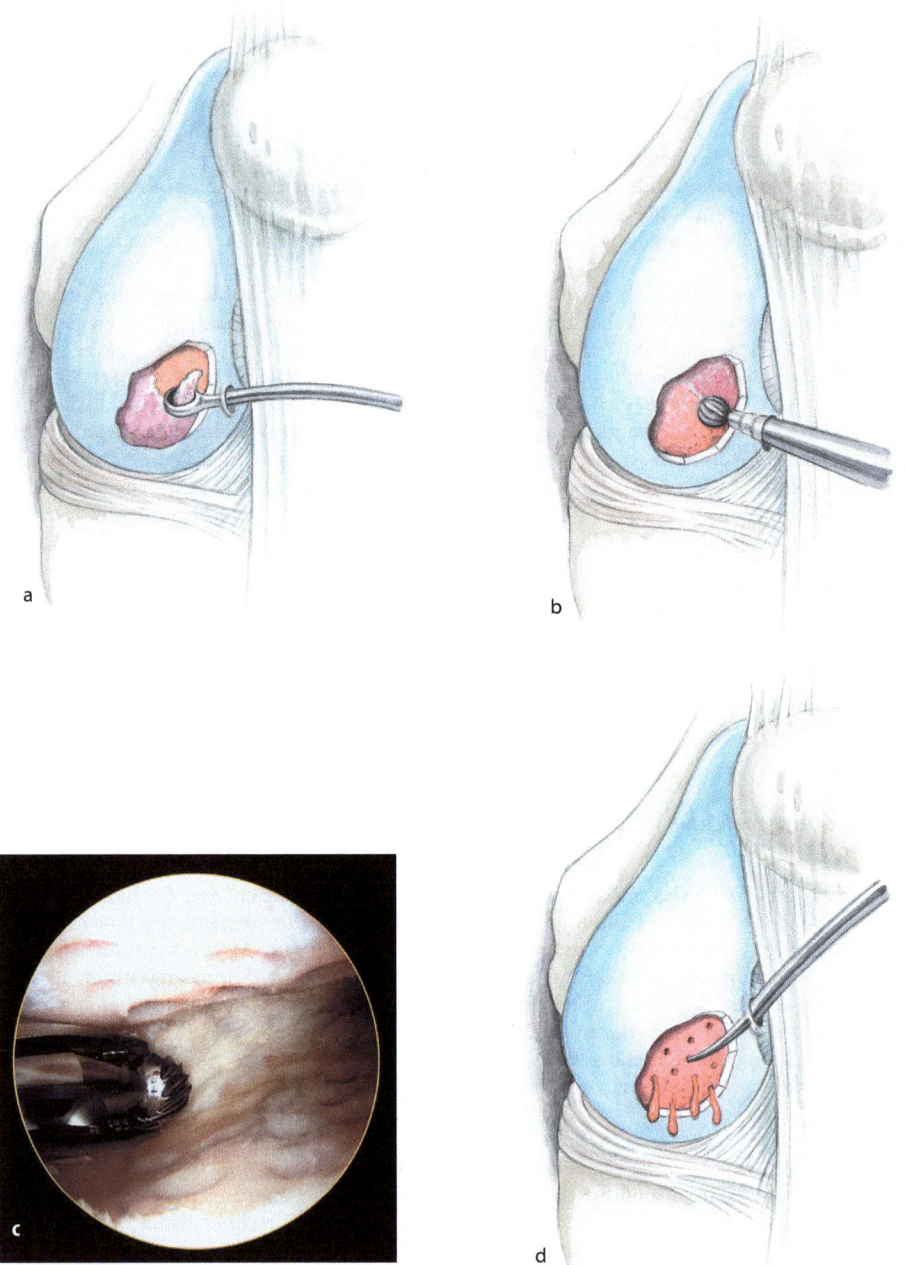

Abb. 31 a–d. Knochenmarkstimulierende Techniken: **a** Debridement des Knorpeldefektes, **b** Abrasionschondroplastik mit einer Kugelfräse, **c** Arthroskopisches Bild einer Abrasionschondroplastik and der Femurkondyle, **d** Mikrofrakturierung

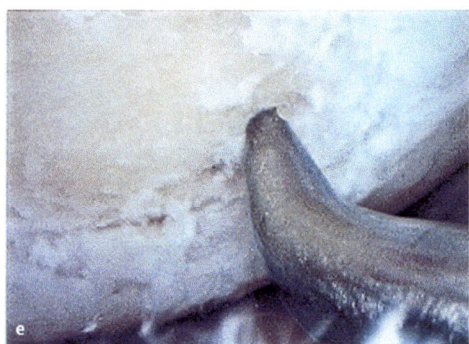

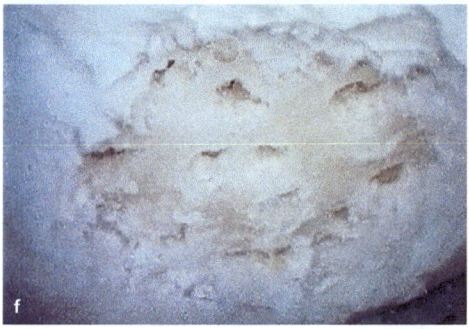

Abb. 31. e und **f** arthroskopische Bilder einer Mikrofrakturierung an der Femurkondyle

dissecans dar. Bei erhaltener Oberfläche des Knorpels, aber erkennbarer Demarkierung des Fragmentes (gelbliche Farbe, weiche Begrenzung), wird die unterliegende, meist vermehrt sklerosierte, Knochenplatte mit einem Bohrer perforiert. Dies geschieht über ein Zielgerät (z. B. aus dem Kreuzband-Instrumentarium) oder unter Bildwandlerkontrolle retrograd ohne Affektion des Knorpels. Anterograde Bohrungen durch das Dissekat sollten wegen Schädigung der knorpeligen Oberfläche unterbleiben.

Problematisch ist bei der Bohrtechnik die Gefahr von Hitzenekrosen und die versehentliche Schädigung der Knorpeloberfläche.

▌ **Kontrolle der Blutung.** Nach Absenken des Wasserdruckes im Gelenk bzw. Öffnen der Blutsperre kommt es zur Einblutung in den Defekt (Abb. 33). Sollte das nicht der Fall sein, ist eine erneute oder tiefere Perforation/Abrasion notwendig.

▌ **Vorsicht.** Frakturierung der subchondralen Platte durch zu enge und nicht orthograde Perforation, inkomplette Defektdeckung auf

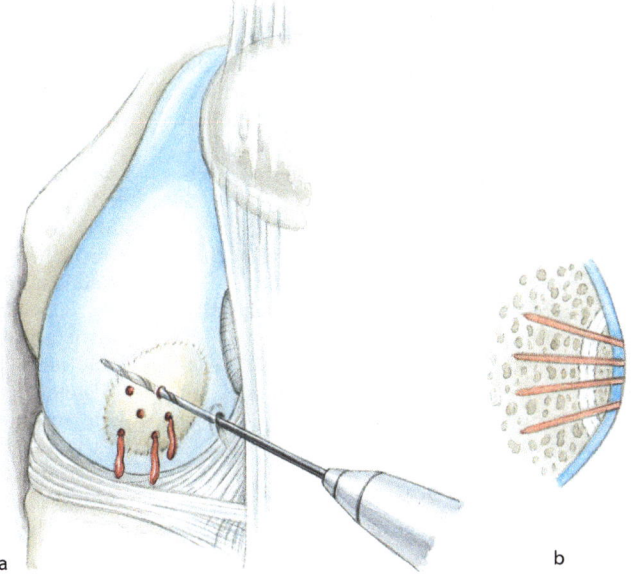

Abb. 32 a, b. Anterograde Anbohrung eines OD-Herdes durch das Dissekat mit Schädigung der Knorpeloberfläche (**a** von vorn, **b** seitlich, im Anschnitt)

a

b

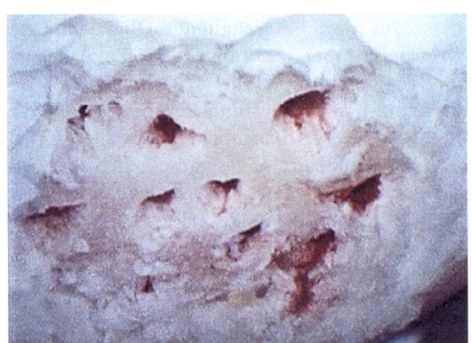

Abb. 33. Arthroskopisches Bild eines Knorpeldefektes auf der Femurkondyle nach Mikrofrakturierung und Reduktion des Wasserdruckes zur Kontrolle der Blutung

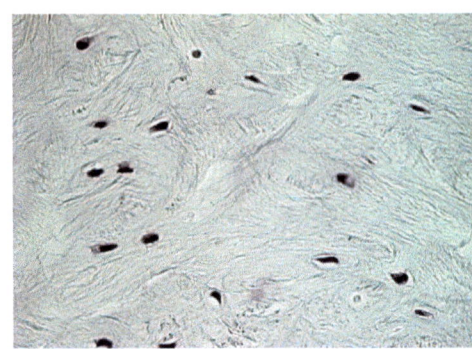

Abb. 34. Histologische Bild eines Faserknorpelgewebes nach Mikrofrakturierung (im Vergleich zu intaktem Knorpel s. Abb. 1)

Grund zu großer Abstände zwischen den Mikrofrakturierungen.

▌ **Nachbehandlung.** Bewegungstherapie ohne Limit (CPM – Continuous Passive Motion).

Ausnahme: Schäden im Femoropatellargelenk, dann sollte eine Flexionslimitierung auf 60° für 2–6 Wochen erfolgen.

Entlastung des betroffenen Gelenkes für 4–6 Wochen.

Gangschule unter Entlastung des Beines mit Sohlenkontakt nach Operationen im Bereich des Knie- oder Sprunggelenkes.

Es kann bis zu einem Jahr dauern, bis die Gewebsregeneration weitgehend abgeschlossen ist. Aus diesem Grunde sollte die Indikation zu einer evtl. notwendigen Re-Operation vor Ablauf eines Jahres sehr eng gestellt werden.

▌ **Indikationen.** Tiefe, bis auf den Knochen reichende Knorpeldefekte aller Gelenke.

Die maximal zu behandelnde Defektgröße variiert konstitutionsbedingt.

Auf Grund des initial sehr weichen Regenerates muss die Läsion von einer stabilen Knorpelschulter geschützt, und das Containment des Gelenkes erhalten sein.

▌ **Vorteile**
– Arthroskopische Technik

– Preisgünstig (der Preis für die Instrumentarien liegt bei ca. 1500 Euro)

▌ **Nachteile**
– Regeneratgewebe besteht nur aus Faserknorpel
– Schädigung der subchondralen Knochenplatte

▌ **Ergebnisse**
– Arthroskopisch
  Innerhalb der ersten 12 Monate postoperativ wird das Regeneratgewebe auch bei idealem Verlauf weich sein und von der Oberfläche her faserig. Bei fehlender Knorpelschulter steigt die Wahrscheinlichkeit eines frühzeitigen Abriebs des Regenerates mit resultierendem therapeutischem Misserfolg.
– Makroskopisch
  Auch bei vollständiger Defektfüllung mit stabilem Faserknorpel und weitgehend glatter Oberfläche ist ein Operationserfolg nicht zwangsläufig. Die Ursachen hierfür sind nicht bekannt.
– Histologie
  Die histologische Aufarbeitung wird auch nach günstigem Verlauf eine charakteristische Struktur des Regenerates zeigen (s. Abb. 34) welche sich deutlich von der hyalinen Knorpels unterscheidet (s. Abb. 1).

▌ Anbieter:
Arthrex
Smith & Nephew
Aesculap
Storz
Zimmer, u. a.

Osteochondrale Transplantation

Die Transplantation von Gelenkknorpel als Teil einer osteochondralen Einheit hat sich klinisch und experimentell bewährt. Unterschieden werden muss zwischen autologen und allogenen Transplantaten. Die Verfügbarkeit von osteochondralen Allografts ist in Deutschland sehr schlecht, weshalb die Anwendung wenig verbreitet ist – im Gegensatz zum anglo-amerikanischen Raum.

Autologe Transplantate zur Behandlung von umschriebenen Knorpeldefekten wurde schon früh beschrieben, ebenso die unterschiedlichen Ergebnisse.

Moderne Instrumente mit dünnwandigen, scharfen Rundmeißeln ermöglichen heute die schonende Entnahme von zylinderförmigen, osteochondralen Transplantaten (Abb. 38). Autologer Knorpel wird so in standardisierten Abmessungen in den zuvor minimal kleiner ausgestanzten Knorpeldefekt eingeführt und *pressfit* verankert. Als Entnahmestelle für diese osteochondralen Zylinder eignen sich minderbelastete Gelenkbereiche bzw. das kontralaterale, nicht betroffene Gelenk. Die Verfügbarkeit arthroskopischer Technik hat zur weiten Verbreitung dieser Methode beigetragen.

▌ **Prinzip.** Transplantation von osteochondralen Zylindern aus minderbelasteten Gelenkarealen in Knorpeldefekten zur Wiederherstellung der knorpeligen Gleitfläche (Abb. 35).

▌ **Operation**
- Darstellung des zu behandelnden Knorpeldefektes
- Debridement wenn nötig und Ausmessen der Größe. Über unterschiedlich große Pro-

behülsen wird ermittelt, mit wie vielen und wie großen Transplantaten eine Defektdeckung möglich ist.

Anmerkung: Nicht mit allen verfügbaren Instrumentarien ist die arthroskopische Transplantation möglich.

Die arthroskopische Transposition von 3 oder mehr Zylindern wird sehr versierten Operateuren vorbehalten bleiben!

- Entsprechend der Defektgrößenbestimmung Entnahme der Spenderzylinder, die Rundmeißel sind meistens mit *Donor* gekennzeichnet. Als Entnahmestelle eignet sich zum einen der mediale oder laterale Rand der Trochlea sowie ein schmaler Bereich um die Notch herum. Hierbei ist darauf zu achten, dass der Zylinder orthograd zur Knorpeloberfläche entnommen wird. Weiterhin sollten Brücken zwischen zwei Entnahmestellen nicht kleiner als 3 mm sein, um die Stabilität nicht zu gefährden.

Alternativ zu den runden Stanzhülsen werden auch Diamantfräsen angeboten.

Je nach Instrumentarium werden die Transplantatlager entsprechend der ausgemessenen Größen ausgemeißelt bzw. -gefräst oder -gebohrt. Die Instrumente sind in der Regel mit *Recipient* gekennzeichnet. Auch hier ist auf eine orthograde Anlage der Transplantatlager zu achten.

Anmerkung: Es hat sich bewährt, die Transplantate einzeln und Schritt für Schritt einzusetzen:

- Einbringen der Zylinder aus dem vorgesehenen Führungshülsen durch vorsichtiges Einschlagen oder Eindrehen über einen Gewindemechanismus.
- Vorsichtiges Nachschlagen mit einem Stößel bis die Knorpelfläche kongruent zur Gelenkfläche verankert ist.
- Wiederholung dieses Vorgehens, ggf. mehrfach mit verschiedenen Zylindergrößen bis zur vollständigen Deckung des Defektes, wie ausgemessen.
- Ggf. Auffüllen der Entnahmestellen mit den entnommenen Defektzylindern.
- Gründliche Spülung und Durchbewegen des Gelenkes mit abschließender Kontrolle auf festen Sitz der Transplantate.

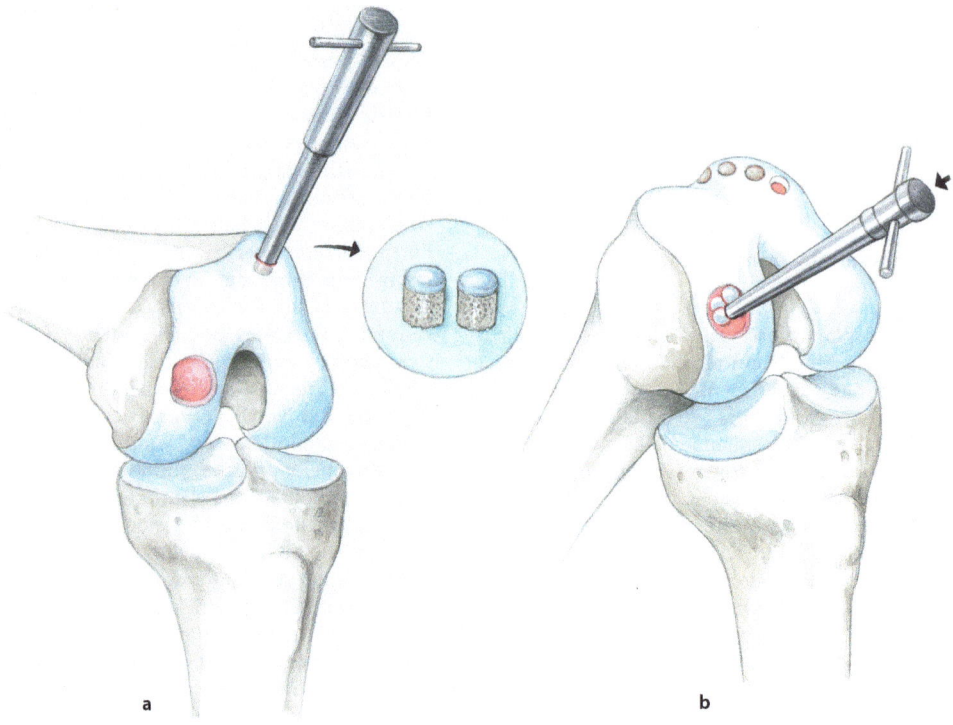

a   b

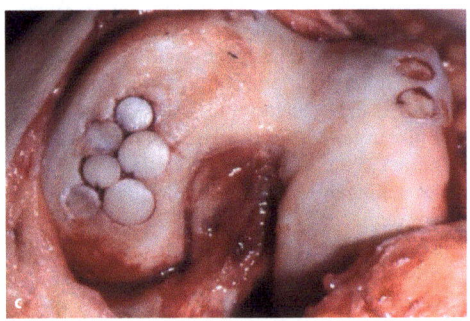

Abb. 35 a–c. Behandlung eines Knorpeldefektes auf der Femurkondyle mit osteochondralen Transplantaten. **a** Debridement des Defektes und Entnahme der osteochondralen Zylinder aus minderbelasteten Knorpelarealen, **b** Implantation der osteochondralen Zylinder in den Defekt, **c** Zustand nach Behandlung eines Knorpeldefektes auf der Femurkondyle mit osteochondralen Transplantaten. Die Zylinder sind überlappend eingebracht, um eine bessere Defektdeckung zu erreichen

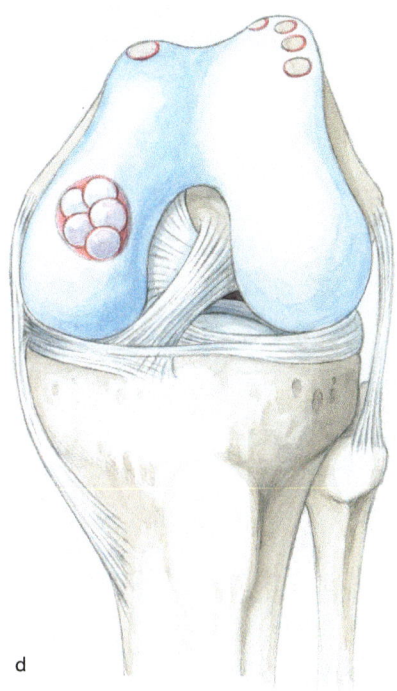

d

Abb. 35 d. Intraoperative Darstellung eines Knorpeldefektes auf der Femurkondyle nach Implantation von osteochondralen Zylindern

▮ **Nachbehandlung.** Passive Bewegungstherapie sofort, Beweglichkeit unlimitiert (Ausnahme: Flexionslimitierung bei retropatellarem bzw. trochlearem Knorpelschaden), Entlastung 6 Wochen.

▮ **Vorsicht**

– **Problem 1:**
Das Transplantat ist zu lang, die Knorpelkante steht über, die Gelenkkongruenz ist gestört.

– **Lösung 1:**
Nicht zu fest impaktieren, um die Knorpelfläche nicht zu schädigen. Ggf. mit einer passenden Kugelfräse das Implantatlager vorsichtig vertiefen (Abb. 36 a, b).

– **Problem 2:**
Das Tansplantat versinkt.

– **Lösung 2:**
Nicht „schwimmen" lassen, sondern unterfüttern: Spongiosa mit einer PE-Zange aus der Transplantatentnahmestelle gewinnen (Abb. 36 c, d).

– **Problem 3:**
Die Rotation des Transplantates stimmt nicht (bei nicht orthogradem Zylinder bzw. Transplantatlager).

– **Lösung 3:**
Vor endgültiger Impaktierung bestmögliche Ausrichtung mit 2 Kanülen (Abb. 36 e, f).

– **Hinweis:**
Auch bei enganliegenden Zylindern kann nur eine Defektdeckung von etwa 70% erreicht werden. Die Defektdeckung kann verbessert werden, indem die Transplantate überlappend ausgestanzt bzw. ausgebohrt werden (Abb. 37).

Falsch platzierte aber fest verankerte Implantate lassen sich nur sehr schwer ohne Zerstörung entfernen. Angebotene „Minikorkenzieher" reißen oft aus.

Meist wird das System der Mosaikplastik, die Transplantationen von vielen, relativ dünnen osteochondralen Zylindern propagiert (4–8 mm Durchmesser). Die Defektdeckung beim so genannten Mega-OATS-System erfolgt über die Transplantation von nur einem Zylinder mit einem Durchmesser von 12–16 mm. Der Vorteil dieser Technik liegt in einer flächenmäßig besseren Defektdeckung, birgt aber die potenzielle Gefahr einer Inkongruenz durch unterschiedliche Konvexität der Oberfläche.

Im MRT lassen sich die Positionierung und ggf. auch Dislokation und Nekrosen der Transplantate gut darstellen. Knöcherne Veränderungen und Ödeme sind im MRT oft lange nachzuweisen und decken sich oft nicht mit dem klinischen Ergebnis (Abb. 39, 41).

Auch in anderen Gelenken hat sich die osteochondrale Transplantation bewährt. Knorpeldefekte an Talus, Schulter, Ellbogen, Femurkopf können gedeckt werden, wenn ausreichend Spendermaterial zur Verfügung steht. Es kann in Ausnahmefällen notwendig sein,

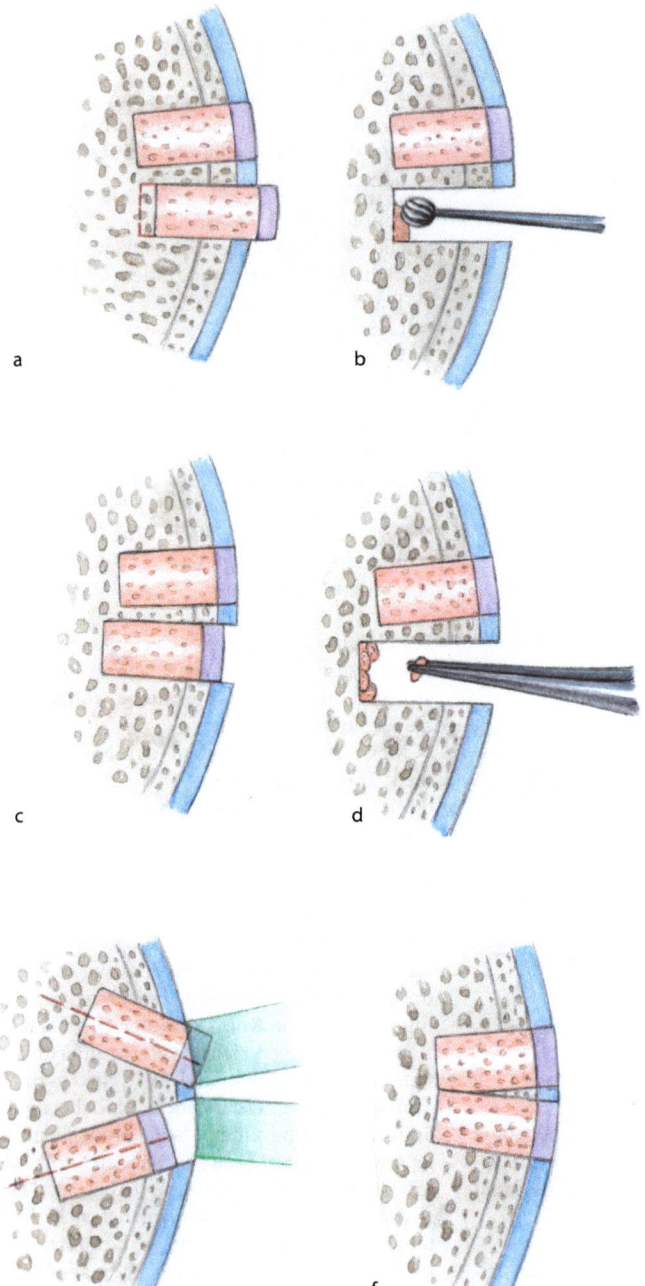

Abb. 36 a–f. Technische Probleme bei der Implantation von osteochondralen Zylindern (Erklärung s. Text)

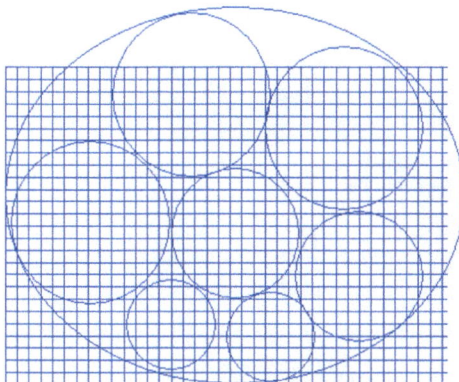

Abb. 37. Schematische Darstellung eines ovalären Knorpeldefektes: Auch mit enganliegenden Zylindern kann nur eine unvollständige Defektdeckung erreicht werden

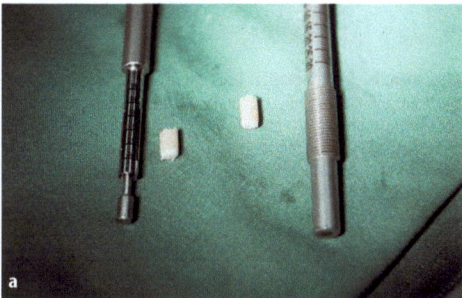

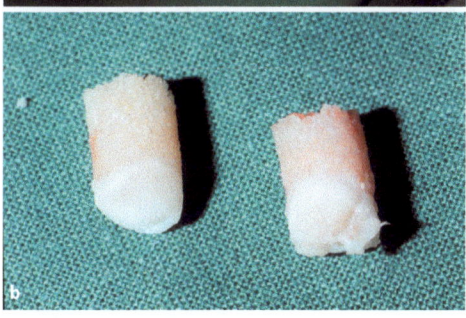

Abb. 38 a, b. a Hohlmeißelset zur Entnahme und Implantation von osteochondralen Zylindern (Aesculap). **b** Osteochondrale Zylinder nach Explantation aus dem Defekt (rechts mit Knorpelschaden) bzw. vor der Implantation (links mit intaktem Knorpel)

Donorzylinder aus dem Kniegelenk zu gewinnen. Auch aus der Talusvorderkante können Transplantate entnommen werden (Abb. 40).

▍ Vorteile
– Autologes Verfahren, keine Fremdmaterialien
– Verhältnismäßig kostengünstig (Vorsicht: Verschiedene Instrumentarien bestehen zum großen Teil aus Einmalartikeln)
– Arthroskopische Technik mit Einschränkungen möglich
– Transplantation hyalinen Gelenkknorpels

▍ Nachteile
– Subtotale Defektdeckung
– Morbidität der Entnahmestelle
– Limitierte Verfügbarkeit von Spenderzylindern
– Nekrosegefahr zentral gelegener Transplantate
– Schädigung der subchondralen Knochenplatte
– Unregelmäßige Knorpeloberfläche (Abb. 42)

▍ Anbieter/Systeme:
OATS® (Arthrex)
Mosaikplastik (Smith & Nephew)
SDS® (Centerpulse/Zimmer)
SDI (MedArtis)
Aesculap, u. a.

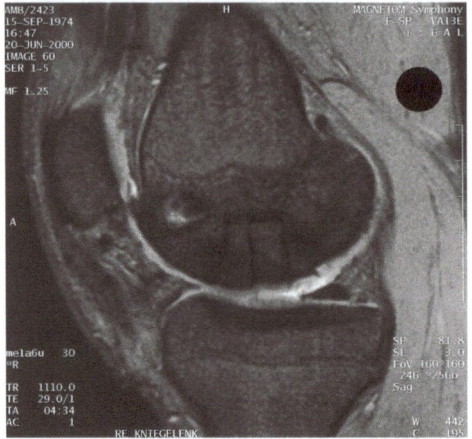

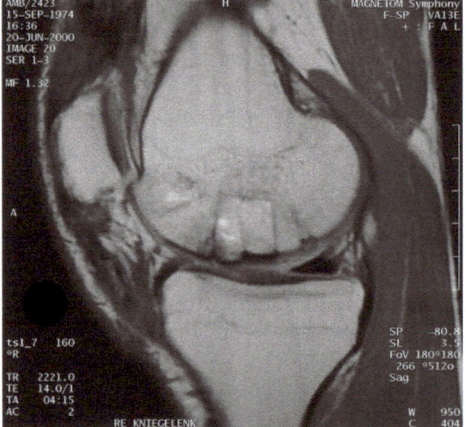

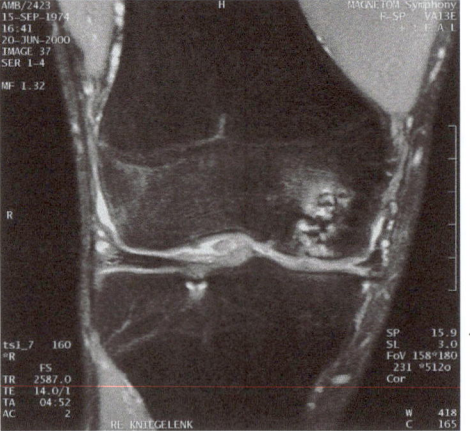

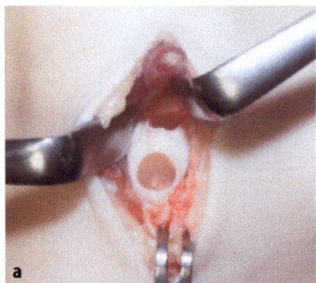

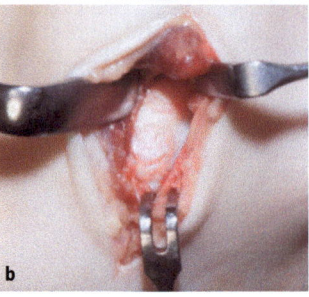

Abb. 40 a, b. Intraoperative Darstellung der Behandlung eines Knorpeldefektes mit osteochondralen Transplantaten auf der Talusschulter von ventral ohne Innenknöchelosteotomie. **a** Entnahme des Defektherdes (oben) und eines Spenderzylinders mit intaktem Knorpel (unten). **b** Implantation des Donorzylinders in die belastete Läsion (oben) und Auffüllung der Entnahmestelle mit dem Zylinder aus dem Defekt zur Minderung der Blutungsgefahr (unten)

◀ **Abb. 39 a–c.** MRT des Kniegelenkes nach Behandlung von Knorpeldefekt auf der Femurkondyle mit osteochondralen Transplantaten. **a** und **b** Die osteochondralen Zylinder sind gut zu erkennen. Die subchondrale Platte ist unregelmäßig begrenzt; **c** Ausbildung einer Nekrose

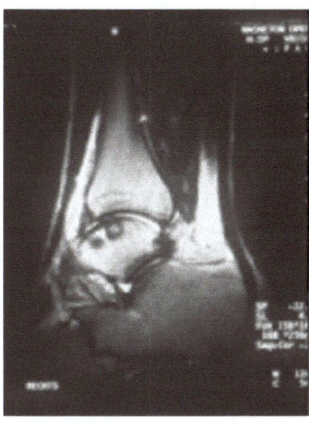

Abb. 41. MRT eines Sprunggelenkes nach Implantation von osteochondralen Zylindern zur Behandlung eines Knorpeldefektes am Talus

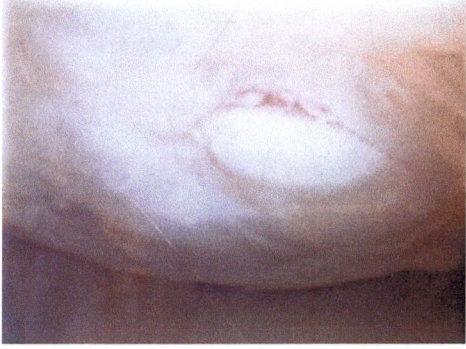

Abb. 42. Arthroskopisches Bild 10 Monate nach Behandlung eines Knorpeldefektes auf der Femurkondyle mit osteochondralen Transplantaten

Autologe Chondrozytentransplantation (ACT)

Bereits zu Beginn der achtziger Jahre haben Grande und Peterson begonnen, im Tierexperiment autologe Chondrozyten zu transplantieren mit dem Ziel, Knorpeldefekte mit neuen, synthesefähigen Zellen zu füllen und die Regeneration von, dem hyalinen ähnlichen, Knorpelgewebe anzuregen. Der klinische Einsatz der autologen Chondrozytentransplantation (ACT) zur Behandlung von tiefen Knorpeldefekten des Kniegelenkes wurde von Brittberg et al. 1994 erstmalig beschrieben (Abb. 43).

▌ **Prinzip.** Transplantation von autologen Chondrozyten in einen Knorpeldefekt mit dem Ziel der Regeneration von hyalinem Knorpel.

▌ **Operation**
– Arthroskopie zur Sicherung der Diagnose und Größenbestimmung des Defektes. Zeitgleich erfolgt die Entnahme einer Knorpelbiopsie aus einer minderbelasteten Zone des Kniegelenkes, in der Regel der medialen oder lateralen Trochleakante (Abb. 44 a). Zur standardisierten Knorpelgewinnung wird auch das Ausstanzen von osteochondralen Zylindern (Durchmesser 4 mm) aus dem Bereich der fossa intercondylaris propagiert. Problematisch bei diesem Vorgehen ist die erhöhte Morbidität der Biopsieentnahme.
– Unter sterilen Kautelen erfolgt der Transport des 200–300 mg schweren Biopsates zum Labor. Unterschiedliche Kultivierungstechniken werden angeboten:
  Die zur Zellvermehrung notwendigen Eiweiße werden zumeist aus Serum gewonnen. Autologes Serum hat dem Vorteil der immunologischen Unbedenklichkeit während Serumzubereitungen tierischen Ursprungs (Kälberserum) in ihrer Potenz standardisierter sein sollen.
  Unter GMP (good manufacturing practice)-Bedingungen werden die Chondrozyten enzymatisch aus der Matrix ausgelöst und in Kultur gegeben. In dieser Phase dedifferenzieren die Zellen und vermehren sich, ohne synthetisch aktiv zu sein, um den Faktor 10–15 bis zur geplanten Implantation.
  Eine temporäre Kryokonservierung ist möglich, aber wegen befürchteter Schädigung der Zellpopulation umstritten.
– Zur Implantation wird über einen Standardzugang das Gelenk arthrotomiert und der Defekt dargestellt.

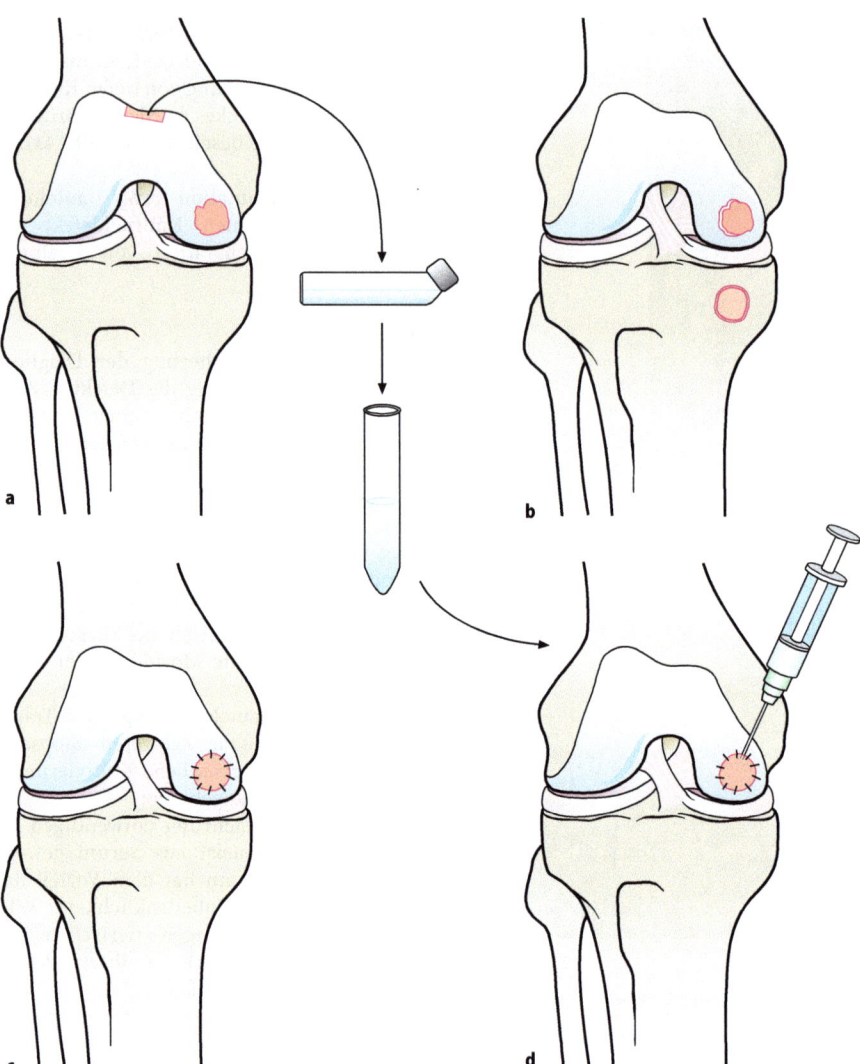

Abb. 43 a–d. Schematische Darstellung des Prinzipes des autologen Chondrozytentransplantation. **a** Entnahme einer Knorpel-Biopsie; **b** Gewinnung eines Periostlappens in Defektgröße; **c** Aufnähen des Periostlappens auf den Defekt; **d** Instillation der Chondrozyten Suspension

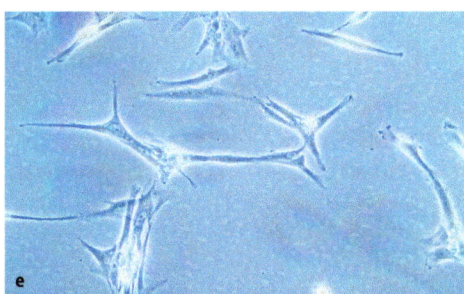

Abb. 43 e. Humane Chondrozyten in Kultur zur Vermehrung vor Implantation in einen Knorpeldefekt

– Das sorgfältige Debridement unter Entfernung degenerativen Knorpelgewebes und Schonung der subchondralen Platte ist von großer Bedeutung. Der Defekt wird bis *ins gesunde* ausgeschnitten unter Belassung bzw. Schaffung einer stabilen perifokalen Knorpelschulter (Abb. 44 b).
– Ein vom medialen Tibiakopf, der Tibiavorderkante oder dem ventralen Femuraspekt entnommener Periostlappen passender Größe wird mit resorbierbarem Nahtmaterial (5-0/6-0) in den Defekt eingenäht (Abb. 44 c, d und 45 a). Das Cambiumlayer zeigt zur subchondralen Platte.
– Nach Einfüllen der Chondrozytensuspension (ca. 0,5 ml) (Abb. 45 b) wird diese *bioaktive Kammer* mit Fibrinkleber versiegelt. Die Zellen setzen sich binnen 24–48 Stunden auf dem Defektgrund ab und redifferenzieren zur Bildung neuer Knorpelmatrix. In allgemeinem Konsens werden etwa 1 Million Zellen pro cm^2 Defektgröße als erstrebenswert und ausreichend angesehen.

▮ **Nachbehandlung.** Die Nachbehandlung ist frühfunktionell mit der sofortigen Mobilisierung des Beines u.a. auf einer Motorschiene, wobei der Bewegungsumfang nicht limitiert ist. Ausnahme: Defekte an Trochlea oder Patellarückfläche. In diesen Fällen hat sich eine initiale Flektionsbegrenzung auf 60° für 2 Wochen und 90° für weitere 2 Wochen klinisch bewährt. Das Knie wird für 6 Wochen unter Sohlenkontakt entlastet. Unterstützend

kann eine Orthese mit Valgus- oder Varusstress eingesetzt werden, um das operierte Kompartiment zu entlasten. Die Wiederaufnahme sportlicher Betätigung sollte erst nach 3–4 Monaten mit Aquajogging, Schwimmen und Radfahren erfolgen. Der Abschluss des Knorpelregenerationsprozesses ist nicht vor Ablauf von 12 Monaten postoperativ zu erwarten. Dies ist im Hinblick auf die Erwartungshaltung des Patienten, seiner beruflichen Zukunft und der Aufklärung zur Operation von Bedeutung. Im follow-up sollte neben einer klinisch-funktionellen Untersuchung frühestens 6 Monate postoperativ ein MRT mit speziellen Knorpelsequenzen (z. B. 3D flash fat suppressed nach Uhl) durchgeführt werden (Abb. 46). Spezifische Aussagen über die Qualität des Regeneratgewebes (hyaliner Knorpel vs. Faserknorpel) können jedoch auch mit subtiler MRT-Technik derzeit noch nicht gemacht werden. Regeneratdicke und eine Transplantathypertrophie bzw. -ablösung werden zuverlässig dargestellt (Abb. 47, 52). Second-look Arthroskopien zeigen die Qualität der oberflächlichen Einheilung des Regeneratgewebes (Abb. 53). Indentationsmessungen geben Hinweise auf die biomechanische Qualität der Defektdeckung. Die feingewebliche Zusammensetzung kann nur über histologische Biopsat-Analysen (Abb. 54) beurteilt werden. Bevorzugt sollten mit einer Hohlnadel (z. B. Yamshidi Ø 1,7 mm) Stanzbiopsien bis in den Knochen entnommen werden.

▮ Anbieter:
Arthrex – Bio (Arthromatrix®)
Co.don (Chondrotransplant®)
EduCell (Chondrograft®)
Genzyme Biosurgery (Carticel®)
CellTec (Chondrotec®)
Ormed (Arthrocell®)
TeTec (Novocart®)
Verigen (CACI®), u. a.

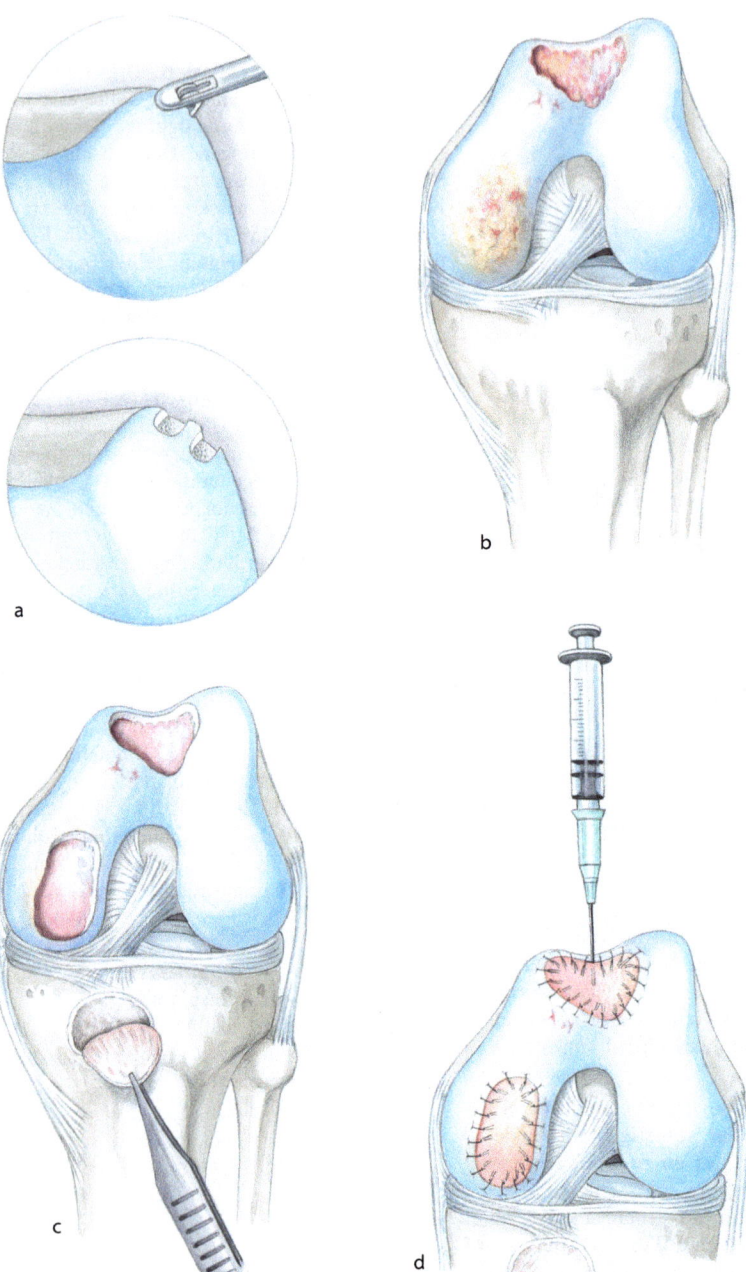

Abb. 44 a–d. Behandlung von Knorpeldefekten des Kniegelenkes mit autologer Chondrozytentransplantation. **a** Entnahme einer Knorpelbiopsie, **b** Debridement der Defekte, **c** Entnahme eines Periostlappens (hier: vom Tibiakopf), **d** Einspritzen der Chondrozytensuspension nach Einnähen der Periostlappen

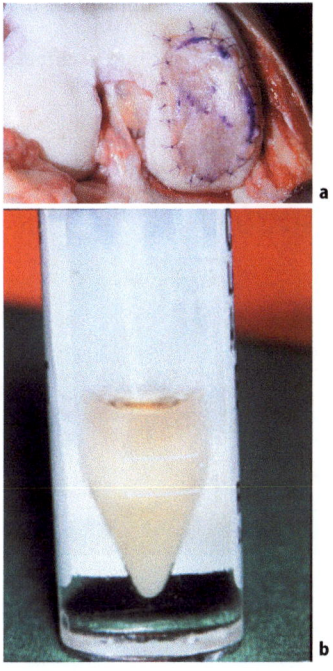

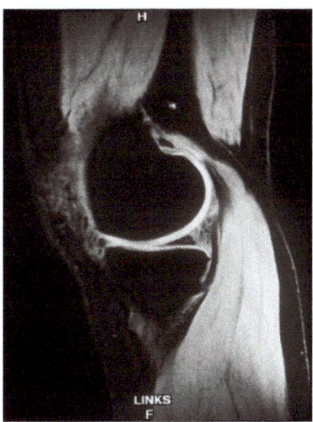

Abb. 45 a, b. a Intraoperative Darstellung eines großen Knorpeldefektes auf der Femurkondyle nach autologer Chondrozytentransplantation. **b** Suspension mit autologen Chondrozyten (ca. 0,7 ml mit 10 Millionen Zellen)

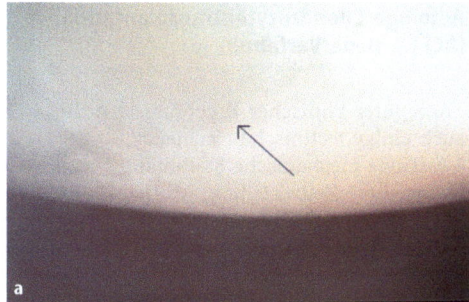

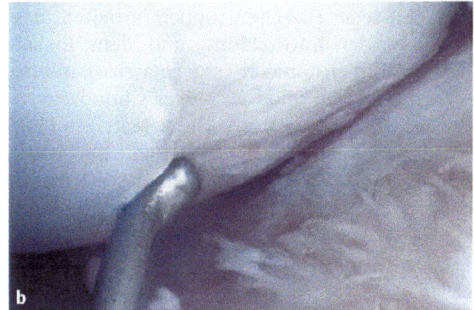

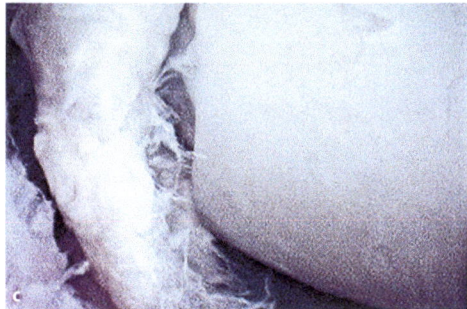

Abb. 47 a–c. Arthroskopische Dartstellung der Femurkondyle nach autologer Chondrozytentransplantation mit Periostlappen. **a** vollständige Auffüllung des Knorpeldefektes (links oben) mit glatter Oberfläche und guter Verbindung zum umgebenden nativen Knorpel (Pfeil), **b** vollständige Auffüllung des Knorpeldefektes mit Hypertrophie des Periostlappens bei glatter Oberfläche, **c** Ablösung des hypertrophen Periostlappens

Abb. 46. MRT des Kniegelenkes 24 Monate nach autologer Chondrozytentransplantation auf der Femurkondyle (sagittal T1 – FLASH fs)

Autologe Chondrozytentransplantation (ACT) – neue Verfahren

Trotz guter klinischer Ergebnisse hat die ACT auch einige technische Nachteile:
- geringe mechanische Stabilität
- unsichere Zellverteilung im Defekt
- Fixierung des Periostlappens mit einer Naht durch gesunden Knorpel
- Notwendigkeit einer intakten, perifokalen Knorpelschulter

Verschiedene Forschergruppen arbeiten deshalb an der Entwicklung und dem Einsatz von dreidimensionalen Trägermatrizes, mit denen die Implantation autologer Chondrozyten verbessert werden kann. Diese Matrizes lösen sich nach einer definierten Zeit auf und lassen Raum für die korrspondierend verlaufende Neusynthese von Knorpelregeneratgewebe.

Als resorbierbare Basis dieser Implantate dienen
- Kollagene tierischen Ursprungs (zumeist Kollagen I und III)
- Hyaluronsäure
- Polymere (PLA, PGLA), welche entweder mit Fibrinkleber in den Defekt eingeklebt oder transossär verankert werden

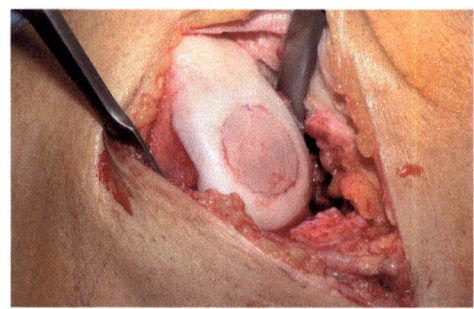

Abb. 48. Intraoperatives Bild eines Knorpeldefektes auf der Femurkondyle nach Implantation eines kollagenen Zellträgers (CaRes®) (mit freundlicher Genehmigung von U. Schneider, Aachen)

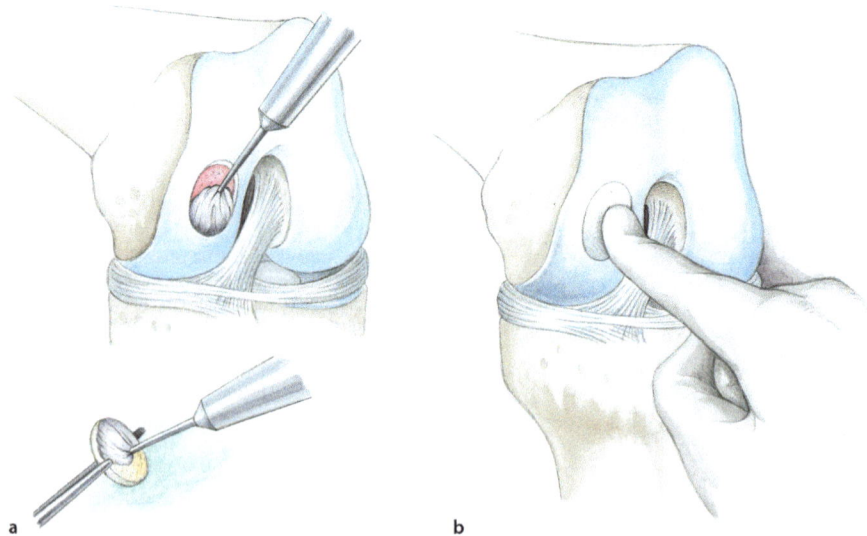

a   b

Abb. 49 a, b. Fixation von zellbeladenen Matrizes, **a** mit Fibrinkleber und **b** durch Adhäsionskräfte

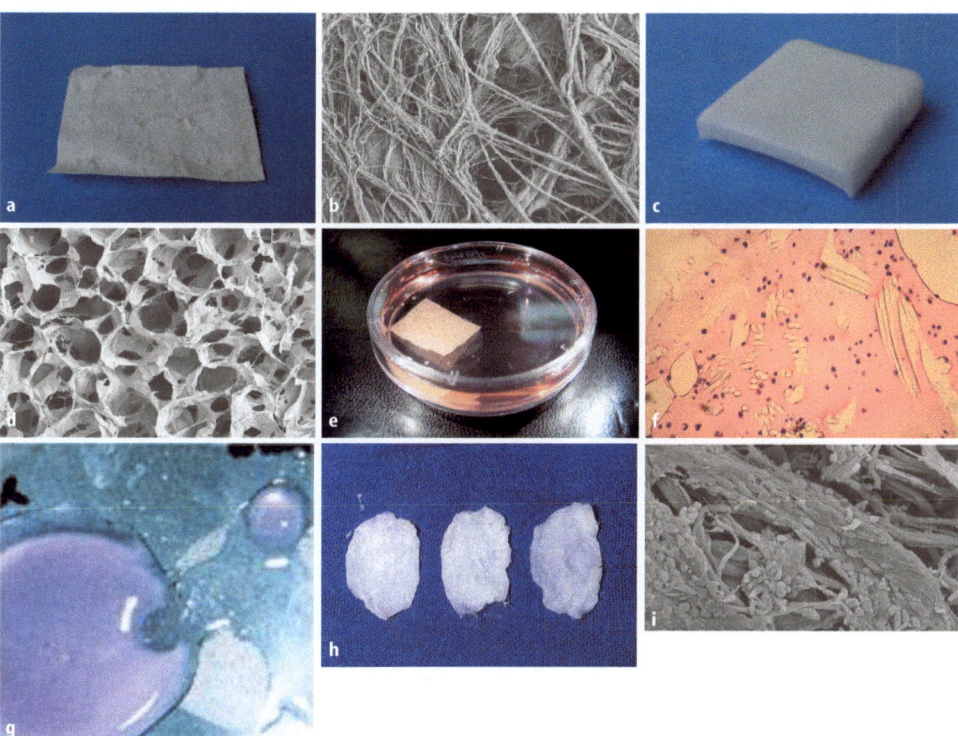

Abb. 50 a–i. Resorbierbare Implantate als Trägermaterialien für autologe Chondrozyten: **a** porcine KollagenI/III-Membran (Chondro-Gide®/Geistlich), **b** elektronenmikroskopische Darstellung einer porcinen Kollagen-I/III-Membran, **c** equines Kollagenvlies (TissuFleece E®/Baxter Bioscience), **d** elektronenmikroskopische Darstellung eines equinen Kollagen Vlieses, **e** Polyglactidfleece (Bioseed C®/Biotissue Technologies), **f** His-tologisches Bild Polyglactidvlies mit eingelagerten Chondrozyten (blau) (mit freundlicher Genehmigung von M. Sittinger und C. Kaps, Berlin), **g** murines Kollagengel (CaRes®/ArsArthro AG), **h** Vlies aus veresterter Hyaluronsäure (Hyalograft®/Fidiapharm), **i** elektronenmikroskopische Darstellung eines Hyaluronsäurevlieses

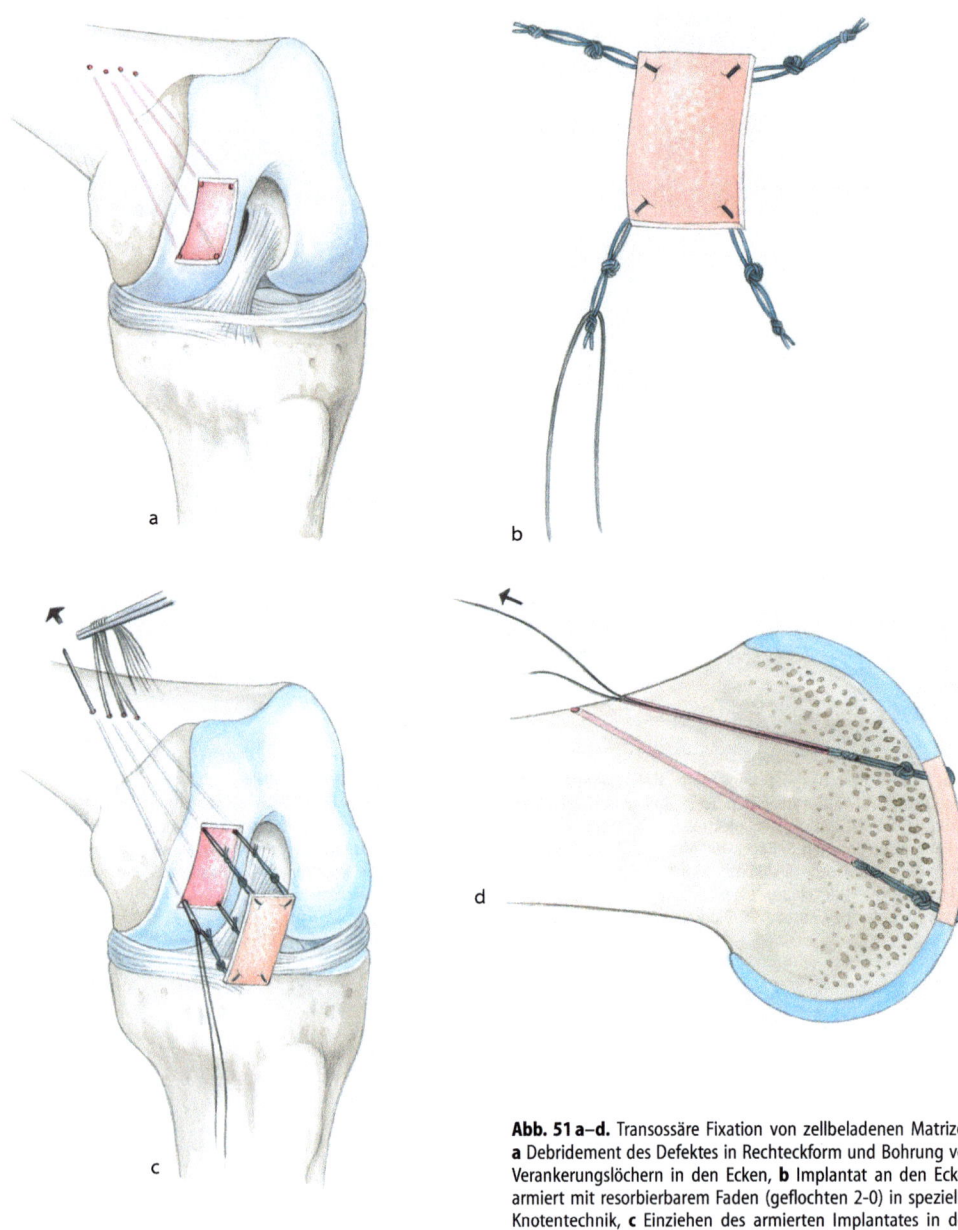

Abb. 51 a–d. Transossäre Fixation von zellbeladenen Matrizes.
a Debridement des Defektes in Rechteckform und Bohrung von
Verankerungslöchern in den Ecken, **b** Implantat an den Ecken
armiert mit resorbierbarem Faden (geflochten 2-0) in spezieller
Knotentechnik, **c** Einziehen des armierten Implantates in den
Defekt, **d** Prinzip der transossären Verankerung des Implantates
durch *pressfit* in den Knochen eingezogene Knoten

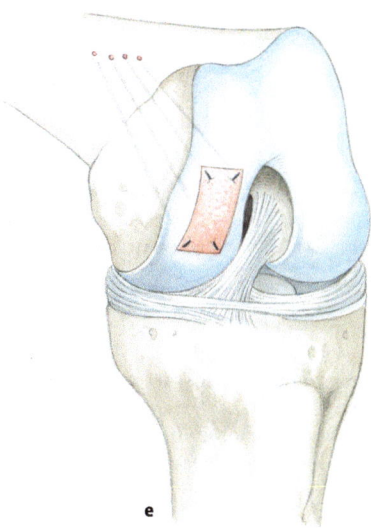

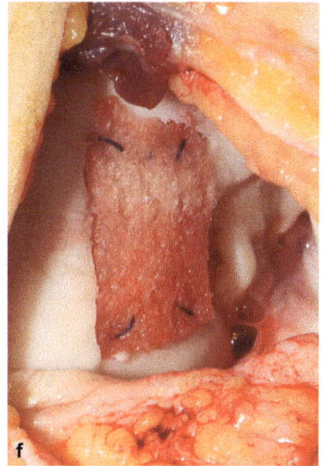

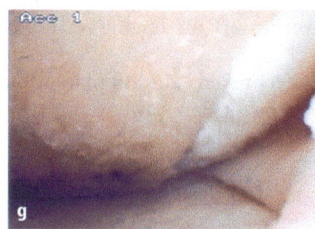

Abb. 51 e–g. e Transossär fixiertes Implantat in situ, **f** Intraoperatives Bild eines Knorpeldefektes auf der Femurkondyle nach Implantation von einem zellbeladenen Polymervlies (Bioseed C®), **g** Arthoskopische Darstellung der Femurkondyle nach arthroskopischer Implantation eines zellaugmentierten Polymervlieses

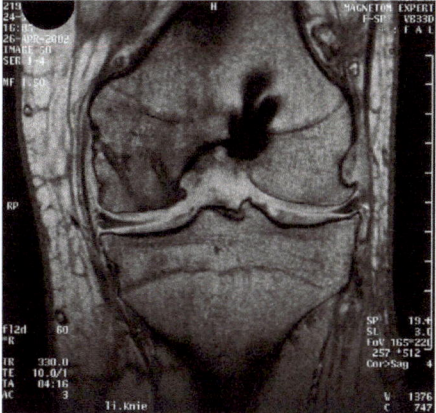

Abb. 52. MRT eines Kniegelenkes 12 Monate nach Implantation eines Polymervlies mit autologen Chondrozyten. Die Kanäle der transossären Verankerung sind noch angedeutet zu erkennen

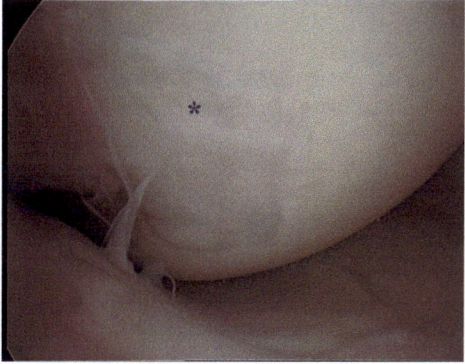

Abb. 53. Arthroskopisches Bild einer Femurkondyle 9 Monate nach Implantation eines Polymervlieses mit autologen Chondrozyten (*)

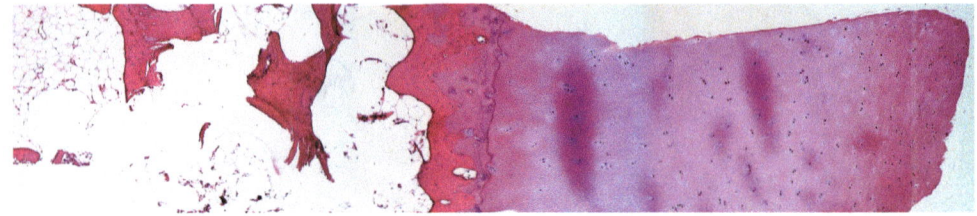

Abb. 54. Histologisches Bild einer Knorpel-Knochen-Biopsie 9 Monate nach Implantation eines Polymervlieses mit autologen Chondrozyten (in Zusammenarbeit mit J. Schwarzkopf, Freiburg)

Die arthroskopische Implantation von autologen Chondrozyten auf resorbierbaren Trägersubstanzen ist möglich.

Die Verwendung solcher *Scaffolds* ermöglicht die gleichmäßige Verteilung der Zellen im Defekt und verbessert die operative Handhabung.

Verschiedene Techniken zur Implantation solcher Matrizes sind in der Anwendung (Die Verfügbarkeit mag von Land zu Land variieren.):

▮ Nach Debridement des Defektes wird das in der Größe zugeschnittene Implantat in den Defekt eingenäht oder mit Fibrin geklebt. Verschiedene Materialien eignen sich auch zur Fixierung ausschließlich durch Adhäsionskräfte (Abb. 50)
  – Hyaluronsäurematrix (Vlies) tierischen Ursprungs/Hyalograft® (Fidia) (Abb. 49 b)
  – Kollagengel/CaRes® (ArsArthro AG) (Abb. 49 a)
  – Kollagenmatrix/MACT® (CellTec)
  – Kollagenmatrix/MACI® (Verigen)

▮ Der Knorpeldefekt wird in Rechteckform debridiert. Nach exakter Vermessung des Defektes wird das Implantat entsprechend zugeschnitten. Zur Armierung wird resorbierbares Nahtmaterial (Vicryl) verwendet, welches in einer speziellen Technik geknotet wird. Anterograd oder tibial über ein Zielgerät, werden Verankerungslöcher in die 4 Ecken des Implantatlagers gesetzt. Nach Durchführung von Zugfäden ist es möglich, das zellbeladene Vlies mit den Ar-

mierungsknoten transossär zu verankern (Abb. 51).
  – Polyglactin/poly-p-dioxanon Vlies/Bioseed-C® (Biotissue-Technologies).

Korrekturosteotomien

Gelenknahe Korrekturosteotomien zur Behebung von Achsdeformitäten sind eher als indirekte Therapiemaßnahmen zur Behandlung von Gelenkknorpeldefekten anzusehen, wobei Varus- und Valgusdeformitäten des Kniegelenkes am häufigsten sind. Betreffend Fehlstellungen von Sprung-, Ellenbogen- und Hüftgelenk sei auf die spezielle Fachliteratur verwiesen.

Es ist nicht von Bedeutung, ob ein Gelenkknorpeldefekt ursächlich durch eine Varusfehlstellung des Kniegelenkes entsteht oder durch diese unterhalten wird. Eine erfolgreiche Behandlung von Läsionen des Knorpels ist nur bei korrekter, d.h. ggf. korrigierter Beinachse erfolgversprechend.

Verschiedene Techniken sind seit langem etabliert und bewährt. Im klinischen Alltag wird es sich zumeist um eine hohe tibiale Valgisationsosteotomie handeln, da Varusfehlstellungen überproportional häufig sind. Prinzipiell unterschieden werden muss zwischen einer lateral schließenden *Closed wedge*- oder medial aufklappenden *Open wedge*-Technik, welche in Übersicht kurz vorgestellt werden. Für die Osteosynthese stehen verschiedene Instrumentarien zur Verfügung.

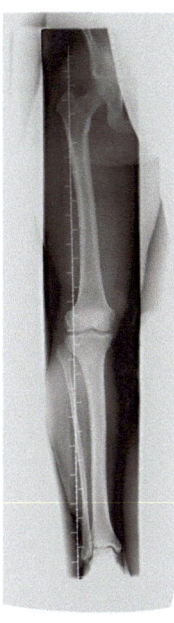

Abb. 55. Ganzbein-Röntgenaufnahme a.p. zur Bestimmung der Belastungs/Tragachse des Beines (s. auch Abb. 3)

▮ **Prinzip.** Entlastung des geschädigten bzw. regenerierten Gelenkknorpels durch gelenknahe Korrekturosteotomie zur Normalisierung der Belastungsachse.

▮ **Indikationen.** Varus-, Valgusfehlstellungen des Kniegelenkes mit Medialisierung bzw. Lateralisierung der Tragachse.

▮ **Diagnostik.** Zur Diagnose und Operationsplanung ist eine Röntgenganzbeinaufnahme unter Einschluss von Hüft- und Sprunggelenk im Stand unter Belastung a.p. unverzichtbar (Abb. 55). Für den seitlichen Strahlengang ist eine kleine Platte ausreichend. Zeichnerisch an Hand der Bilder oder digital kann das Ausmaß der Fehlstellung ausgemessen und die notwendige Korrektur simuliert werden.

Beim Vorliegen von arthrotischen Veränderungen auch im kontralateralen Kompartiment bzw. retropatellar muss auf eine Korrekturosteotomie verzichtet werden und eine endoprothetische Versorgung diskutiert werden.

▮ **Operation**

Closed Wedge-Technik

Fibulaosteotomie
Eine lateral schließende, hohe valgisierende Tibiakopfosteotomie ist ohne Fibulaosteotomie nicht möglich, da die Fibula lateral sperrt und einer Valgisation entgegensteht. Hierbei ist auch die Gefahr der Peroneusnervenläsion hinzuweisen. Dieser verläuft von dorsal im Bereich des Fibulaköpfchens.

Verschiedene Techniken werden durchgeführt:

▮ Entnahme eines ca. 1 cm langen Knochenzylinders aus dem mittleren Drittel der Fibula über einen etwa 5 cm langen zusätzlichen Hautschnitt.
▮ Transkapitale Fibulaköpfchenosteotomie: Diese Technik vermeidet einen zusätzlichen Hautschnitt, birgt aber eine erhöhte Gefahr der Nervenaffektion.
▮ Tibio-fibulare Sprengung: Mit einem Meißel wird das tibio-fibulare Gelenk gesprengt und somit die Fibula mobilisiert. Bei Korrekturen von mehr als 10° reicht diese Mobilität der Fibula nicht aus.

Tibiaosteotomie

– Darstellung des ventero-lateralen Tibiakopfes über einen leicht geschwungenen oder geraden Hautschnitt
– Festlegen der geplanten Osteotomieebene (zumeist unter Bildwandlerkontrolle)
– Entnahme eines knöchernen Keils mit lateraler Basis. Die Dicke des Knochenkeiles an der Basis richtet sich nach der präoperativen Planung. Zwei verschiedene Techniken haben sich bewährt:

1. Der kortiko-spongiöse Teil wird mit einer Säge ausgesägt, verschiedene Instrumentarien bieten Winkelmesser zur Kontrolle der Sägefläche an (Abb. 56a).

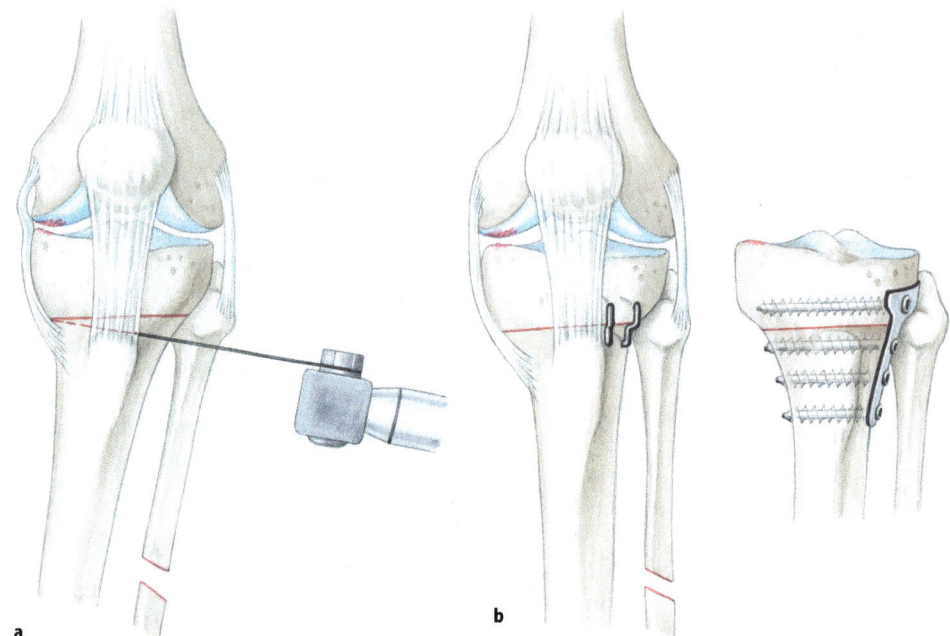

a

b

Abb. 56a, b. Tibiale Valgisationsosteotomie in *Closed wedge*-Technik. **a** Zweifache Osteotomie des Tibiakopfes unter Entnahme eines knöchernen Keiles mit lateraler Basis. Verschluss des Defektes durch Valgisation der Tibia, **b** Fixierung der Osteotomie mit Klammern, Platten o.ä.

▌ **Vorsicht.** Bei vollständiger Durchtrennung auch der medialen Kortikalis und des Periostschlauches kann es in der Nachbehandlung zu einer Instabilität des medialen Pfeilers kommen.

2. Der Defekt wird von lateral mit Bohrern verschiedener Größe aufgebohrt, so dass ebenfalls ein knöcherner Defekt mit definierter lateraler Basis entsteht. Die mediale Kortikalis wird abschließend mit einem 2-mm-Bohrer punktuell perforiert. Diese Methode hat den Vorteil einer verbesserten Rotationsstabilität durch die rauhe Oberfläche der Osteotomieebene.
Verschluss des lateralen Knochendefektes durch Valgisation des Unterschenkels.
Osteosynthese von lateral mit einer T-Platte, mit einer Giebel-Platte oder mit Blount-Klammern (Abb. 56b).

In Ausnahmefällen kann durch Ausarbeitung eines Keiles auch mit gering ventraler Basis eine vermehrte Extension erreicht werden, was eine femuro-patellare Beschwerdesymptomatik positiv beeinflussen kann. Bedacht werden muss weiterhin, dass durch eine Varisation der Gleitvorgang der Patella verändert, d.h. lateralisiert wird, was meistens von Vorteil ist für den Patienten, in seltenen Fällen aber auch zu Beschwerden führen kann.

Open wedge-Technik

Bei der Open wedge-Technik wird die aufklappende Osteotomie von medial durchgeführt.
– Darstellung des ventero-medialen Tibiakopfes

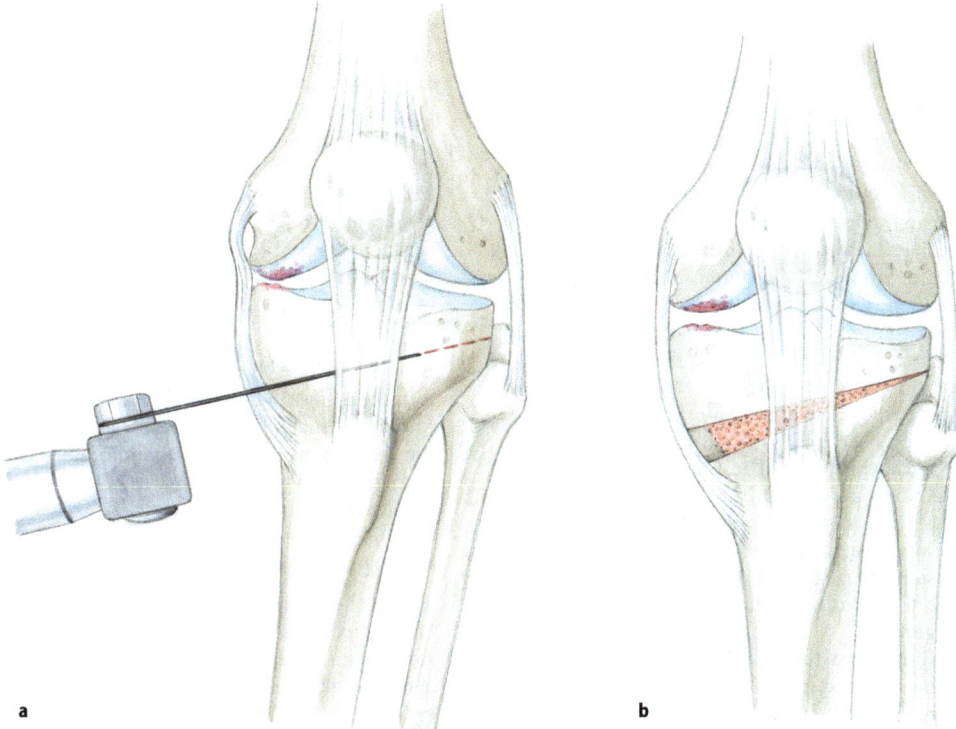

a

b

Abb. 57 a, b. Tibiale Valgisationsosteotomie in *Open wedge-Technik*. **a** Osteotomie des Tibiakopfes von medial,

b Valgisation der Tibia und Auffüllung des knöchernen Defektes mit autologem Knochen oder Knochenersatzmaterial

– Schräg nach lateral ansteigende Osteotomie mit der oszillierenden Säge (unter Bildwandlerkontrolle) (Abb. 57)
– Öffnen der Osteotomie durch Valgisation des Unterschenkels im gewünschten Ausmaß
– Auffüllen und Stabilisieren des Osteotomiespaltes durch autologe Spongiosa oder Ersatzknochen.
Auch Platzhalterplatten mit abgestuften Keilen werden angeboten, um den Osteotomiespalt bis zur knöchernen Konsolidierung offen zu halten. Bei Instabilität des medialen Kollateralbandes und einer Osteotomie proximal des tibialen Bandansatzes ist oft eine Stabilisierung durch Einbringen eines autologen kortiko-spongiösen Spanes aus dem Beckenkamm ausreichend, so dass

auf eine Osteosynthese verzichtet werden kann (Abb. 57 b). Ebenfalls angeboten werden resorbierbare Implantate zur Sicherung des Osteotomiespaltes, sowie winkelstabile Plattensysteme.

▮ **Kombinationseingriffe.** Werden achskorrigierende gelenknahe Osteotomien in Kombination mit anderen Eingriffen am Kniegelenk durchgeführt, erscheint es sinnvoll diese gleichzeitig durchzuführen, um dem Patienten eine möglichst kurze Rehabilitation zu ermöglichen. Eingriffe am Gelenkknorpel, ob arthroskopisch oder arthrotomisch, werden bevorzugt primär durchgeführt, um operativ notwendigen Hyperflexionsstress auf die frische Osteotomie zu vermeiden. In Verbindung

mit einer Ersatzplastik des vorderen Kreuzbandes hat es sich bewährt, zunächst die
Bohrkanäle zu legen und das Transplantat erst
nach Osteotomie des Tibiakopfes einzuziehen.
Ggf. ist ein geringfügiges Nacharbeiten des tibialen Bohrkanales notwendig.

In seltenen Fällen, besonders bei varisie-
renden Osteotomien ist eine suprakondyläre
Umstellungsosteotomie mit einer Winkelplatte
indiziert. Einzelheiten zur ungleich aufwendi-
geren und schwierigeren Operationstechnik
können einschlägigen Lehrbüchern entnommen werden.

In der Zukunft wird der Einsatz von Navi-
gationssystemen eine bessere Umsetzung der
präoperativen Planungen ermöglichen.

▌ **Nachbehandlung.** Die Osteotomie nach Um-
stellungsoperationen am Tibiakopf sollte primär übungsstabil sein und passiv eine volle
Beweglichkeit ermöglichen. Aktive Extension,
besonders gegen Widerstand, ist auf Grund
des Patellazugs distal der Osteotomie nicht
angezeigt.

Eine Entlastung des operierten Beines mit
Sohlenkontakt für 6 Wochen wird empfohlen,
gemäß Röntgenkontrolle kann auch eine län-
gere Entlastungsphase bis zu 3 Monaten notwendig werden.

▌ **Probleme**

– Instabile Osteosynthese
  Vor einem erneuten operativen Eingriff
  kann eine zeitlich begrenzte adjuvate Gips-
  ruhigstellung indiziert sein.

– Kompartmentsyndrom
  Postoperativ graduell auftretende segmental
  nicht zuzuordnende Gefühlsstörungen und
  Bewegungseinschränkung im Fuß können
  Hinweis sein auf ein Kompartmentsyndrom. Letzte Sicherheit gibt eine kompartimentelle Druckmessung, welche mit kom-
  merziell erhältlichen Geräten und geringem
  Aufwand durchzuführen ist. Im Zweifelsfal-
  le muss zeitnah eine großzügige Fascien-
  spaltung durchgeführt werden, um irrepa-
  rable Muskelschäden zu vermeiden.

– Affektion des Nervus peroneus
  Eine unmittelbar postoperativ bestehende
  Großzehenheberschwäche ist wegweisend
  für eine Alteration des Nervus peroneus.
  Dies muss nicht immer eine scharfe Schädigung sein, sondern ist meistens bedingt
  durch intraoperative Hitzeentwicklung, mechanische Alteration durch chirurgische Instrumente oder Hämatombildung. Eine
  fachneurologische Untersuchung kann hier
  auch hinsichtlich der Prognose Klarheit
  bringen.

– Pseudarthrose
  Bei verzögerter Knochenheilung im Osteo-
  tomiebereich über einen Zeitraum von 3
  Monaten hinaus hat in einem ersten Schritt
  die extrakorporale Stoßwellentherapie gute
  Erfolge gezeigt. Erst beim Ausbleiben des
  Erfolges wird eine operative Anfrischung
  der Osteotomieflächen mit Transposition
  autologer Spongiosa notwendig werden.

– Ausbrechen des Osteosynthesematerials
  Durch axidenzielle Über- oder Fehlbelastung kann es zum Ausbrechen des Osteosynthesematerials kommen. Eine Reosteo-
  synthese ist in solchen Fällen unabdingbar.

– Schleichende Revarisation bzw. -valgisation
  In seltenen Fällen kann es z. B. durch osteo-
  porotische Veränderungen des Knochens zu
  einem Korrekturverlust kommen. Um die
  Sekundärschäden so gering wie möglich zu
  halten, muss auch in diesen Fällen eine Re-
  operation empfohlen werden. Temporär
  kann eine entsprechende Orthese mit Val-
  gus- bzw. Varusstress hilfreich sein.

▌ **Vorteile**
– Gelenkerhaltender Eingriff
– Hohe klinische Akzeptanz
– Geringe Kosten

▌ **Nachteile**
– Anspruchsvolle Operationstechnik
– Nicht unerhebliche Risiken
– Lange Rehabilitation.

Implantation von nicht resorbierbaren Knorpelersatzmaterialien

Zur Behandlung von umschriebenen Gelenkknorpeldefekten wurden schon in der Vergangenheit synthetische Materialien angeboten, welche die Gelenkoberfläche wieder herstellen und die Gleitfähigkeit verbessern sollen. So wurde in den 60er Jahren Silikoninjektionen durchgeführt, auch heute gibt es unterschiedliche Techniken, durch die dramatische Erfolge versprochen werden.

Salubria

Salubria ist ein synthetisches Biomaterial auf Polymerbasis, welches bereits seit vielen Jahren für die Herstellung von Kontaktlinsen verwendet wird. Auf Grund seiner biologisch inerten Eigenschaft und seiner biomechanischen Stabilität wird es für die Behandlung von Gelenkknorpeldefekten angeboten. Konsistenz und Oberfläche entsprechen etwa der von Silikon.

❚ **Operation.** In einem minimalinvasiven oder arthroskopischen Verfahren werden im Bereich des Gelenkknorpeldefektes osteochondrale Zylinder mit einem definierten Durchmesser von 10–20 mm und einer Tiefe von 10 mm ausgebohrt und durch gleichgroße Polymerzylinder ersetzt (Abb. 58). Gemäß Hersteller können auch 2 oder mehr Implantate eingesetzt werden. Ein passendes Instrumentarium zur Implantation der Zylinder steht zur Verfügung.

❚ **Nachbehandlung.** Da keine Einheilungsprozesse notwendig und zu erwarten sind, kann mit einer frühzeitigen Belastung der betroffenen Extremität begonnen werden. Die Bewegungslimitierung wird sich an den Wundverhältnissen orientieren.

❚ **Vorteile**
– Technisch einfaches Verfahren
– Schnelle Rehabilitation
– Keine Entnahmemorbidität

❚ **Nachteile**
– Kein biologisches Verfahren, das Material ist nicht resorbierbar
– Nur oberflächliche Verankerung (10 mm)
– Klinische Ergebnisse fehlen
– Immunologisches Verhalten ungewiss

❚ **Präparat:**
Salucartilage (Arthrex)

Carbon

Zu Beginn der 80er Jahren wurde in England versucht, Gelenkoberflächen mit Hilfe von kleinen Karbonkissen (Pads) zu rekonstruieren. Auch in Stiftform wird Carbon heute zur Behandlung von Gelenkknorpeldefekten angeboten.

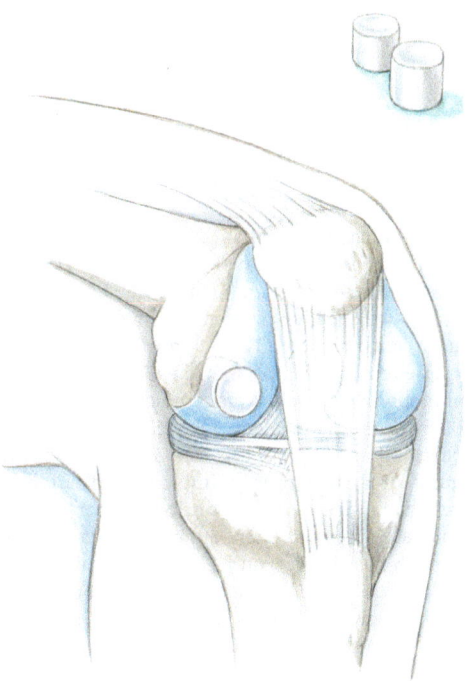

Abb. 58. Behandlung eines femoralen Knorpeldefektes mit Silikonzylinder (Salubria®)

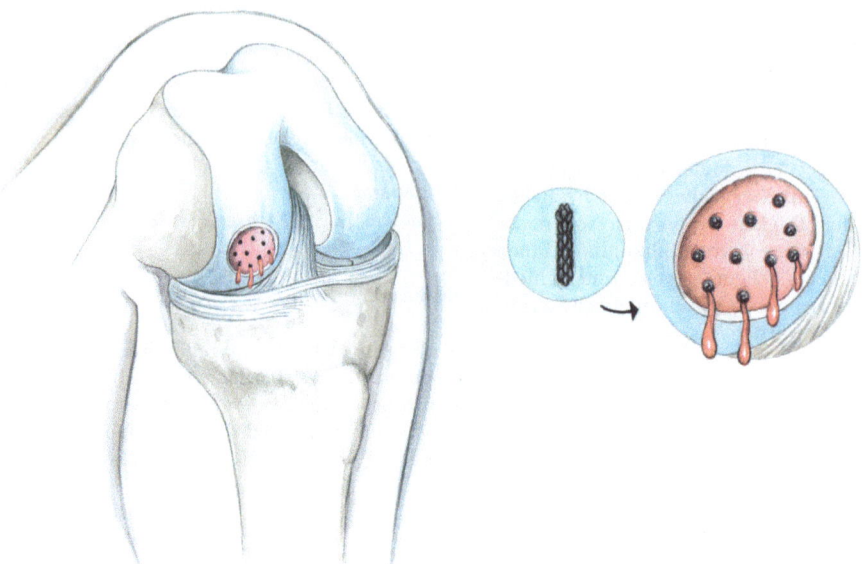

Abb. 59. Behandlung eines femoralen Knorpeldefektes mit Karbonstiften (Arthrocarb®)

▍ **Prinzip.** Das Kohlenstoffgeflecht soll als inerte Gerüststruktur für die Bildung von fibrösem Regeneratknorpel dienen.

▍ **Operation.** Die Implantation erfolgt zumeist arthroskopisch in zuvor debridierte Defektareale. Hierzu werden orthograde Löcher gebohrt, welche den Dimensionen der Karbonstifte entsprechen (12,5×3 mm). Über einen speziellen Applikator werden die Stifte in die vorgebohrten Löcher eingebracht, so dass die obere Kante eine plane Fläche mit dem Knochen bildet (Abb. 60). Der Karbonfaserstift quillt unmittelbar nach Implantation auf und verankert sich fest im Bohrloch. Über den in solcher Art eröffneten subchondralen Raum entleeren sich Blut und Zellen in den Defekt, welche die Ausbildung von Faserknorpel bewirken können (Abb. 59). Im Vergleich zur Mikrofrakturierung oder anterograden Anbohrung wird den Karbonstiften eine verlängerte Öffnung des spongiösen Raumes nachgesagt, was zu einer prolongierten Diffusion von bioaktiven Stoffen in die Läsion führen

soll. Die Implantation erfolgt im Abstand von etwa 5 bis 7 mm.

▍ **Vorsicht.** Ein Überstehen der Implantate über das Knochenniveau muss in jedem Falle

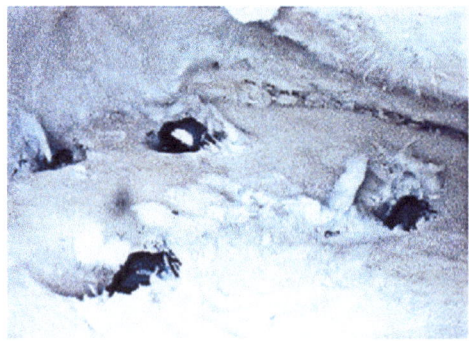

Abb. 60. Arthroskopisches Bild eines ausgedehnten, arthrotischen Knorpeldefektes auf dem Tibiaplateau nach Implantation von Karbonstiften

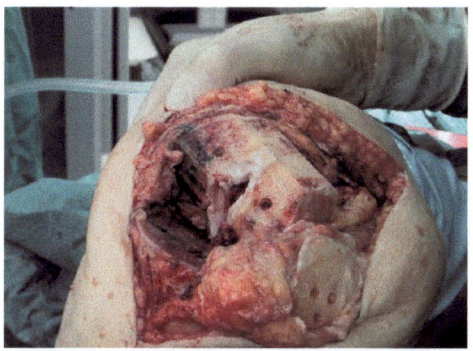

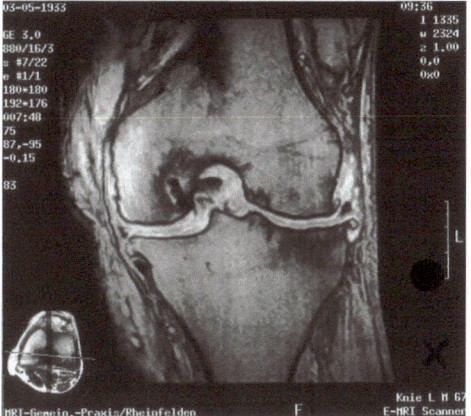

Abb. 61 a, b. a Intraoperatives Bild eines Kniegelenkes nach Implantation von Karbonstiften vor endoprothetischer Versorgung (mit freundlicher Genehmigung von H.R. Henche, Rheinfelden). **b** MRT eines Kniegelenkes nach Implantation von Karbonstiften mit intraossärer Lysezone perifokal

vermieden werden wegen der potenziellen Schädigung der korrespondieren Gelenkfläche und der großen Gefahr des Kohlenstoffabriebs.

▌ **Nachbehandlung.** Krankengymnastische Übungstherapie ohne Limit sofort. Entlastung der betroffenen Extremität für mindestens 6 Wochen, ggf. mit lastreduzierender Orthese.

▌ **Vorteile**
– Arthroskopische Technik

▌ **Nachteile**
– Kein biologischer Therapieansatz, das Material ist nicht resorbierbar (Abb. 61 b)
– Gefahr von inflammatorischen Synovialisreaktionen
– Verhältnismäßig kostenintensiv (ca. 80 Euro pro Stift)
– Gefahr der Sekundärkomplikation bei Implantation einer Knietotalendoprothese; die sehr stabilen Karbonimplantate stören die knöcherne Präparation des Knochens mit der Säge erheblich (Abb. 61 a)

Weiterführende Literatur

1. Anderson AF, Pagnani MJ (1997) Osteochondritis Dissecans of the Femoral Condyles. Am J Sports Med 25:830–834
2. Baker B, Spadaro J, Marino A (1974) Electrical stimulation of articular cartilage regeneration. Ann New York Acad Sci 238:491–499
3. Baker B, Becker RO, Spadaro J (2001) A Study of electrochemical enhancement of articular cartilage repair. Clin Orthop 102:251–267
4. Benninghoff A (1925) Form und Bau der Gelenkknorpel in Ihrer Beziehung zur Funktion. Z Zellf 2:783–862
5. Bentley G, Greer RBI (1971) Homotransplantation of isolated epiphyseal and articular cartilage chondrocytes into joint surfaces of rabbits. Nature. 230:385–388
6. Bentley G, Biant LC, Carrington RW, Akmal M, Goldberg A, Williams AM, Skinner JA, Pringle J (2003) A prospective, randomised comparison of autologous chondrocyte implantation versus mosaicplasty for osteochondral defects in the knee. J Bone Joint Surg Br 85:223–230
7. Bobic V (1996) Arthroscopic osteochondral autograft transplantation in anterior cruciate ligament reconstruction: a preliminary clinical study. Knee Surg Sports Traumatol Arthrosc 3:262–264
8. Brittberg M (1996) The repair of articular cartilage. Thesis University of Gothenburg
9. Brittberg M (1999) Autologous chondrocyte transplantation. Clin Orthop Suppl 367:147–155
10. Brittberg M, Winalski CS (2003) Evaluation of cartilage injuries and repair. J Bone Joint Surg Am 85-A Suppl 2:58–69
11. Brittberg M, Faxen E, Peterson L (1994) Carbon fiber scaffolds in the treatment of early knee osteoarthritis. A prospective 4-year followup of 37 patients. Clin Orthop 307:155–164
12. Brittberg M, Lindahl A, Nilsson A, Ohlsson C, Isaksson O, Peterson L (1994) Treatment of deep cartilage defects in the knee with autologous chondrocyte transplantation. N Engl J Med 331: 889–895
13. Bruns J, Behrens P, Silbermann M (1997) The principle of autogeneic rib perichondrial transplantation in the treatment of deep articular cartilage defects. Z Orthop Ihre Grenzgeb 135:138–144
14. Buckwalter JA, Mankin HJ (1997) Articular cartilage – Part I. J Bone Joint Surg 79-A:600–611
15. Driesang IM, Hunziker EB (2000) Delamination rates of tissue flaps used in articular cartilage repair. J Orthop Res 18:909–911
16. Erggelet C (2000) Qualitätssicherung nach Behandlung von Gelenkknorpeldefekten. Athroskopie 13:132–137
17. Erggelet C, Steinwachs M (1998) Autologous chondrocyte transplantation: chondrocyte culturing and clinical aspects. In: Stark GB, Horch R, Tanzcos E (eds) Biological matrices and tissue reconstruction. Springer, Berlin Heidelberg, S 189–193
18. Erggelet C, Steinwachs MR, Reichelt A (2000) The operative treatment of full thickness cartilage defects in the knee joint with autologous chondrocyte transplantation. Saudi Med J 21:715–721
19. Erggelet C, Sittinger M, Lahm A (2003) The arthroscopic implantation of autologous chondrocytes for the treatment of full-thickness cartilage defects of the knee joint. Arthroscopy 19:108–110
19a. Förster KK, Bach GL (2004) Aspekte der medikamentösen Arthrosetherapie im höheren Lebensalter. arthitis+rheuma 24:48–53
20. Frisbie DD, Oxford JT, Southwood L, Trotter GW, Rodkey WG, Steadman JR, Goodnight JL, McIlwraith CW (2003) Early events in cartilage repair after subchondral bone microfracture. Clin Orthop 407:215–227
21. Grande DA, Pitman MI, Peterson L, Menche D, Klein M (1989) The repair of experimentally produced defects in rabbit articular cartilage by autologous chondrocyte transplantation. J Orthop Res 7:208–218
22. Hangody L, Fules P (2003) Autologous osteochondral mosaicplasty for the treatment of full-thickness defects of weight-bearing joints: ten years of experimental and clinical experience. J Bone Joint Surg Am 85-A Suppl 2:25–32
23. Hangody L, Kish G, Karpati Z, Udvarhelyi I, Szigeti I, Bely M (1998) Mosaicplasty for the treatment of articular cartilage defects: application in clinical practice. Orthopedics 21:751–756
24. Hoikka VE, Jaroma HJ, Ritsila VA (1990) Reconstruction of the patellar articulation with perios-

teal grafts. 4-year follow-up of 13 cases. Acta Orthop Scand 61:36–39

25. Horas U, Schnettler R, Pelinkovic D, Herr G, Aigner T (2000) Osteochondral transplantation versus autogenous chondrocyte transplantation. A prospective comparative clinical study. Chirurg 71:1090–1097

26. Horas U, Pelinkovic D, Herr G, Aigner T, Schnettler R (2003) Autologous chondrocyte implantation and osteochondral cylinder transplantation in cartilage repair of the knee joint. A prospective, comparative trial. J Bone Joint Surg Am 85-A:185–192

27. Hubbard MJS (1996) Articular debridement vs washout for degeneration of the medial femoral condyle. J Bone Joint Surg 78-B:217–219

28. Hunziker EB (1999) Biologic repair of articular cartilage. Defect models in experimental animals and matrix requirements. Clin Orthop Suppl 367:135–146

29. Imhoff AB, Burkart A, Ottl GM (1999) Transfer of the posterior femoral condyle. First experience with a salvage operation. Orthopäde 28:45–51

30. Imhoff AB, Ottl GM, Burkart A, Traub S (1999) Autologous osteochondral transplantation on various joints. Orthopäde 28:33–44

31. Jerosch J, Filler T, Peuker E (2001) Theoretische und experimentelle Grundlagen sowie Operationstechnik der T-F-Plastik. Gelenkknorpeldefekte. In: Erggelet C, Steinwachs MR (Hrsg) Steinkopff, Darmstadt, S 109–123

32. Johnson LL (1986) Arthroscopic abrasion arthroplasty historical and pathologic perspective: present status. Arthroscopy 2:54–69

33. Johnson LL, Uitvlugt G, Austin MD, Detrisac DA, Johnson C (1990) Osteochondritis dissecans of the knee: arthroscopic compression screw fixation. Arthroscopy 6:179–189

34. Levy AS, Lohnes J, Sculley S, LeCroy M, Garret W (1996) Chondral delamination of knee in soccer players. Am J Sports Med 24:634–639

35. Lohnert J (1998) Regeneration of hyalin cartilage in the knee joint by treatment with autologous chondrocyte transplants – initial clinical results. Langenbecks Arch Chir Suppl Kongressbd 115:1205–1207

36. Lorentzon R, Alfredson H, Hildingsson C (1998) Treatment of deep cartilage defects of the patella with periosteal transplantation. Knee Surg Sports Traumatol Arthrosc 6:202–208

37. Lysholm J, Gillquist J (1982) Evaluation of knee ligament surgery results with special emphasis on use of a scoring scale. Am J Sports Med 10:150–154

38. Lyyra T, Kiviranta I, Vaatainen U, Helminen HJ, Jurvelin JS (1999) In vivo characterization of indentation stiffness of articular cartilage in the normal human knee. J Biomed Mater Res 48:482–487

39. Mainil-Varlet P, Aigner T, Brittberg M, Bullough P, Hollander A, Hunziker E, Kandel R, Nehrer S, Pritzker K, Roberts S, Stauffer E (International Cartilage Repair Society) (2003) Histological assessment of cartilage repair: a report by the Histology Endpoint Committee of the International Cartilage Repair Society (ICRS). J Bone Joint Surg Am 85-A Suppl 2:45–57

40. Mandelbaum BR, Browne JE, Fu F, Micheli L, Mosely JB Jr, Erggelet C, Minas T, Peterson L (1998) Articular cartilage lesions of the knee. Am J Sports Med 26:853–861

41. Mankin HJ, Dorfman H, Lippiello L, Zarins A (1971) Biochemical and metabolic abnormalities in articular cartilage from osteo-arthritic human hips. II. Correlation of morphology with biochemical and metabolic data. J Bone Joint Surg Am 53:523–537

42. Messner K, Gillquist J (1996) Cartilage repair. A critical review. Acta Orthop Scand 67:523–529

43. Micheli LJ, Browne JE, Erggelet C, Fu F, Mandelbaum B, Moseley JB, Zurakowski D (2001) Autologous chondrocyte implantation of the knee: multicenter experience and minimum 3-year follow-up. Clin J Sport Med 11:223–228

44. Moseley JB Jr, Wray NP, Kuykendall D, Willis K, Landon G (1996) Arthroscopic treatment of osteoarthritis of the knee: a prospective, randomized, placebo-controlled trial. Results of a pilot study. Am J Sports Med 24:28–34

45. Nehrer S, Breinan HA, Ramappa A, Shortkroff S, Young G, Minas T, Sledge CB, Yannas IV, Spector M (1997) Canine chondrocytes seeded in type I and type II collagen implants investigated in vitro. J Biomed Mater Res 38:95–104

46. Nehrer S, Breinan HA, Ramappa A, Hsu HP, Minas T, Shortkroff S, Sledge CB, Yannas I, Spector M (1998) Chondrocyte-seeded collagen matrices implanted in a chondral defect in a canine model. Biomaterials 19:2313–2328

47. O'Driscoll SW, Keeley FW, Salter RB (1986) The chondrogenic potential of free autogenous periosteal grafts for biological resurfacing of major full-thickness defects in joint surfaces under the influence of continuous passive motion. An experimental investigation in the rabbit. J Bone Joint Surg Am 68:1017–1035

48. Outerbridge HK, Outerbridge AR, Outerbridge RE (1995) The use of a lateral patellar autologous graft for the repair of a large osteochondral defect in the knee. J Bone Joint Surg Am 77:65–72

49. Perka C, Sittinger M, Schultz O, Spitzer RS, Schlenzka D, Burmester GR (2000) Tissue engineered cartilage repair using cryopreserved and noncryopreserved chondrocytes. Clin Orthop 378:245–254

50. Peterson L (1998) Autologous chondrocyte transplantation: 2–10 year follow-up in 219 patients.

Transactions AAOS 65th Annual Meeting New Orleans

51. Peterson L, Minas T, Brittberg M, Nilsson A, Sjogren-Jansson E, Lindahl A (2000) Two- to 9-year outcome after autologous chondrocyte transplantation of the knee. Clin Orthop 374:212–234

52. Peterson L, Minas T, Brittberg M, Lindahl A (2003) Treatment of osteochondritis dissecans of the knee with autologous chondrocyte transplantation: results at two to ten years. J Bone Joint Surg A 85-A Suppl 2:17–24

53. Pridie KH (1959) A method of resurfacing arthritic knee joints. J Bone Joint Surg 41-B:618–619

54. Radin EL, Ehrlich MG, Chernack R, Abernethy P, Paul IL, Rose RM (1978) Effect of repetitive impulsive loading on the knee joints of rabbits. Clin Orthop 131:288–293

55. Rodkey WG, Steadman JR, Li ST (1999) A clinical study of collagen meniscus implants to restore the injured meniscus. Clin Orthop Suppl 367: 281–292

56. Sittinger M, Reitzel D, Dauner M, Hierlemann H, Hammer C, Kastenbauer E, Planck H, Burmester GR, Bujia J (1996) Resorbable polyesters in cartilage engineering: affinity and biocompatibility of polymer fiber structures to chondrocytes. J Biomed Mater Res 33:57–63

57. Steadman JR, Rodkey WG, Briggs KK, Rodrigo JJ (1999) The microfracture technic in the management of complete cartilage defects in the knee joint. Orthopade 28:26–32

58. Uhl M (2001) Magnetresonanztomographie des hyalinen Gelenkknorpels. In: Erggelet C, Steinwachs MR (eds) Gelenkknorpeldefekte. Steinkopff, Darmstadt, S 71–81

59. Uhl M, Allmann KH, Tauer U, Laubenberger J, Adler CP, Ihling C, Langer M (1998) Comparison of MR sequences in quantifying in vitro cartilage degeneration in osteoarthritis of the knee. Br J Radiol 71:291–296

60. Wagner H (1974) Operative Behandlung der Osteochondritis dissecans des Kniegelenkes. Z Orthop 98:333–355

Anhang

Scores zur Bewertung des Therapieergebnisses nach Behandlung von Gelenkknorpel-defekten (Auswahl)

▌ ICRS

▌ KOOS

▌ Modifizierter Cincinnati Score (Cartilage Repair Registry)

▌ Lysolm

▌ Tegner

▌ Freiburg Ankle Score (FAS)

Wichtige Analyseverfahren

Adressen

ICRS Cartilage Injury Evaluation Package

Consists of two parts:

A: PATIENT PART:
ICRS Injury questionnaire
The IKDC Subjective Knee Evaluation Form-2000

B: SURGEONS PART
ICRS Knee Surgery History Registration
IKDC KneeExamination form-2000
ICRS- Articular cartilage injury mapping system
ICRS-Articular cartilage injury classification
ICRS-Osteochondritis dissecans classification
ICRS-Cartilage Repair Assessment system

The ICRS Clinical Cartilage Injury Evaluation system-2000 was developed during ICRS 2000 Standards Workshop at Schloss Münchenwiler, Switzerland, January 27-30, 2000 and further discussed during the 3rd ICRS Meeting in Göteborg, Sweden, Friday April 28, 2000.
The participants in the Clinical Münchenwiler Evaluation Group were as follows:

Chairman Mats Brittberg, Sweden
Paolo Aglietti, Italy
Ralph Gambardella, USA
Laszlo Hangody, Hungary
Hans Jörg Hauselmann, Switzerland
Roland P Jakob, Switzerland
David Levine, USA
Stefan Lohmander, Sweden
Bert R Mandelbaum, USA
Lars Peterson, Sweden
Hans-Ulrich Staubli, Switzerland

There was a discussion regarding the use of IKDC-1999 vs KOOS (**K**nee **I**njury and **O**steoarthritis **O**utcome **S**core). The decision in Göteborg was to continue with IKDC (IKDC representatives: A. Anderson, R. Jakob, H.-U. Stäubli) but there will also be comparative studies with the KOOS (http://www.koos.nu/)

The clinical evaluation system can also be combined with the ICRS Imaging Protocol as well as the ICRS Biomechanical Protocol

Comments on the ICRS Cartilage Evaluation forms to: mats.brittberg@telia.com

(mit freundlicher Genehmigung der International Cartilage Repair Society)

ICRS – CARTILAGE INJURY STANDARD EVALUATION FORM-2000
PATIENTS PART

Patient Name:_____

Birthdate   : Day_____ Month_____ Year_____

Street:_____ _____ Zip:_____Town:_____Country:_____

Phone:_____E -mail:_____

Gender:_____

Height:_____cm Weight:_____Kg

Examiner:_____Date of examination:_____

Localisation:

Involved knee: Right ___ Left___

Opposite knee: Normal__ Nearly Normal__Abnormal__Severely abnormal__

Onset of symptoms

(date):_____ Gradual:_____Acute:_____

Etiology/Cause of injury:

Activity at injury:

Activity of daily living:_____Sports_____

Traffic_____Type of vehicle_____ Work_____

Activity-level:	before Injury	Just now prior to surgery
I: high competitive sportsman/woman	yes___No___	yes___No___
II: well-trained and frequently sporting:	yes___No___	yes___No___
III: sporting sometimes	yes___No___	yes___No___
IV: Non-sporting	yes___No___	yes___No___

Functional status

I: I can do everything that I want to do with my joint
II: I can do nearly everything that I want to do with my joint
III: I am restricted and a lot of things that I want to do with my joint are not possible
IV: I am very restricted and I can do almost nothing with my joint without severe pain and disability

Preinjury:	I___II___III___IV___
Just prior to surgery	I___II___III___IV___
Present activity level	I___II___III___IV___

IKDC CURRENT HEALTH ASSESSMENT FORM *
Patients Part:

Your Full Name _____

Your Date of Birth _____/_____/_____
                              Day   Month   Year

Today's Date _____/_____/_____
                              Day   Month   Year

1. **In general, would you say your health is:**

   ❏ Excellent
   ❏ Very Good
   ❏ Good
   ❏ Fair
   ❏ Poor

2. **Compared to one year ago, how would you rate your health in general now?**

   ❏ Much better now than 1 year ago
   ❏ Somewhat better now than 1 year ago
   ❏ About the same as 1 year ago
   ❏ Somewhat worse now than 1 year ago
   ❏ Much worse now than 1 year ago

3. **The following items are about activities you might do during a typical day. Does your health now limit you in these activities? If so, how much?**

		Yes, Limited A Lot	Yes, Limited A Little	No, Not Limited At All
a.	Vigorous activities, such as running, lifting heavy objects, participating in strenuous sports	❏	❏	❏
b.	Moderate activities, such as moving a table, pushing a vacuum cleaner, bowling, or playing golf	❏	❏	❏
c.	Lifting or carrying groceries	❏	❏	❏
d.	Climbing several flights of stairs	❏	❏	❏
e.	Climbing one flight of stairs	❏	❏	❏
f.	Bending, kneeling or stooping	❏	❏	❏
g.	Walking more than a mile	❏	❏	❏
h.	Walking several blocks	❏	❏	❏
i.	Walking one block	❏	❏	❏
j.	Bathing or dressing yourself	❏	❏	❏

4. During the <u>past 4 weeks</u>, have you had any of the following problems with your work or other regular daily activities as a result of your physical health?

		YES	NO
a.	Cut down on the amount of time you spent on work or other activities	❏	❏
b.	Accomplished less than you would like	❏	❏
c.	Were limited in the kind of work or other activities	❏	❏
d.	Had difficulty performing the work or other activities (for example, it took extra effort)	❏	❏

5. During the <u>past 4 weeks</u>, have you had any of the following problems with your work or other regular daily activities as a result of any emotional problems (such as feeling depressed or anxious)?

		YES	NO
a.	Cut down on the amount of time you spent on work or other activities	❏	❏
b.	Accomplished less than you would like	❏	❏
c.	Didn't do work or other activities as carefully as usual	❏	❏

6. During the <u>past 4 weeks</u>, to what extent has your physical health or emotional problems interfered with your normal social activities with family, friends, neighbors, or groups?

❏Not At All
❏Slightly
❏Moderately
❏Quite a Bit
❏Extremely

7. How much bodily pain have you had during the <u>past 4 weeks</u>?

❏None
❏Very Mild
❏Mild
❏Moderate
❏Severe·
❏Very Severe

8. During the past 4 weeks, how much did pain interfere with your normal work (including both work outside the home and housework)?

❏Not at All
❏A Little Bit
❏Moderately
❏Quite a Bit
❏Extremely

9. These questions are about how you feel and how things have been with you during the past 4 weeks. For each question, please give the one answer that comes closest to the way you have been feeling. How much of the time during the <u>past 4 weeks</u>...

	All of the time	Most of the time	A good bit of the time	Some of the time	A little of the time	None of the time
a. Did you feel full of pep?	❏	❏	❏	❏	❏	❏
b. Have you been very nervous?	❏	❏	❏	❏	❏	❏
c. Have you felt calm and peaceful?	❏	❏	❏	❏	❏	❏
d. Did you have a lot of energy?	❏	❏	❏	❏	❏	❏
e. Have you felt down-hearted and blue?	❏	❏	❏	❏	❏	❏
f. Did you feel worn out?	❏	❏	❏	❏	❏	❏
g. Have you been a happy person	❏	❏	❏	❏	❏	❏
h. Did you feel tired?	❏	❏	❏	❏	❏	❏

10. During the <u>past 4 weeks</u>, how much of the time has your physical health or emotional problems interfered with your social activities (like visiting with friends, relatives, etc.)?

❏All of the time
❏Most of the time
❏Some of the time
❏A little of the time
❏None of the time

11. How TRUE or FALSE is each of the following statements for you?

		Definitely True	Mostly True	Don't Know	Mostly False	Definitely False
a.	I seem to get sick a little easier than other people	❏	❏	❏	❏	❏
b.	I am as healthy as anybody I know	❏	❏	❏	❏	❏
c.	I expect my health to get worse	❏	❏	❏	❏	❏
d.	My health is excellent	❏	❏	❏	❏	❏

*This form includes questions from the SF-36™ Health Survey. Reproduced with the permission of the Medical Outcomes Trust, Copyright © 1992.

2000 IKDC SUBJECTIVE KNEE EVALUATION FORM
Patients Part:

Your Full Name_____

Today's Date: _____/_____/_____   Date of Injury: _____/_____/_____
           Day   Month   Year   Day   Month   Year

SYMPTOMS*:
*Grade symptoms at the highest activity level at which you think you could function without significant symptoms, even if you are not actually performing activities at this level.

1. **What is the highest level of activity that you can perform without significant knee pain?**

    ❑Very strenuous activities like jumping or pivoting as in basketball or soccer
    ❑Strenuous activities like heavy physical work, skiing or tennis
    ❑Moderate activities like moderate physical work, running or jogging
    ❑Light activities like walking, housework or yard work
    ❑Unable to perform any of the above activities due to knee pain

2. **During the past 4 weeks, or since your injury, how often have you had pain?**

	0	1	2	3	4	5	6	7	8	9	10	
Never	❑	❑	❑	❑	❑	❑	❑	❑	❑	❑	❑	Constant

3. **If you have pain, how severe is it?**

	0	1	2	3	4	5	6	7	8	9	10	
No pain	❑	❑	❑	❑	❑	❑	❑	❑	❑	❑	❑	Worst pain imaginable

4. **During the past 4 weeks, or since your injury, how stiff or swollen was your knee?**
    ❑Not at all
    ❑Mildly
    ❑Moderately
    ❑Very
    ❑Extremely

5. **What is the highest level of activity you can perform without significant swelling in your knee?**
    ❑Very strenuous activities like jumping or pivoting as in basketball or soccer
    ❑Strenuous activities like heavy physical work, skiing or tennis
    ❑Moderate activities like moderate physical work, running or jogging
    ❑Light activities like walking, housework, or yard work
    ❑Unable to perform any of the above activities due to knee swelling

6. **During the past 4 weeks, or since your injury, did your knee lock or catch?**

    ❑Yes   ❑No

7. **What is the highest level of activity you can perform without significant giving way in your knee?**
    ❑Very strenuous activities like jumping or pivoting as in basketball or soccer
    ❑Strenuous activities like heavy physical work, skiing or tennis
    ❑Moderate activities like moderate physical work, running or jogging
    ❑Light activities like walking, housework or yard work
    ❑Unable to perform any of the above activities due to giving way of the knee

SPORTS ACTIVITIES:

8. What is the highest level of activity you can participate in on a regular basis?

☐ Very strenuous activities like jumping or pivoting as in basketball or soccer
☐ Strenuous activities like heavy physical work, skiing or tennis
☐ Moderate activities like moderate physical work, running or jogging
☐ Light activities like walking, housework or yard work
☐ Unable to perform any of the above activities due to knee

9. How does your knee affect your ability to:

		Not difficult at all	Minimally difficult	Moderately Difficult	Extremely difficult	Unable to do
a.	Go up stairs	☐	☐	☐	☐	☐
b.	Go down stairs	☐	☐	☐	☐	☐
c.	Kneel on the front of your knee	☐	☐	☐	☐	☐
d.	Squat	☐	☐	☐	☐	☐
e.	Sit with your knee bent	☐	☐	☐	☐	☐
f.	Rise from a chair	☐	☐	☐	☐	☐
g.	Run straight ahead	☐	☐	☐	☐	☐
h.	Jump and land on your involved leg	☐	☐	☐	☐	☐
i.	Stop and start quickly	☐	☐	☐	☐	☐

FUNCTION:

10. How would you rate the function of your knee on a scale of 0 to 10 with 10 being normal, excellent function and 0 being the inability to perform any of your usual daily activities which may include sports?

FUNCTION PRIOR TO YOUR KNEE INJURY:

Cannot perform
daily activities   No limitation
        0   1   2   3   4   5   6   7   8   9   10
        ☐   ☐   ☐   ☐   ☐   ☐   ☐   ☐   ☐   ☐   ☐

CURRENT FUNCTION OF YOUR KNEE:

Cannot perform
daily activities   No limitation
        0   1   2   3   4   5   6   7   8   9   10
        ☐   ☐   ☐   ☐   ☐   ☐   ☐   ☐   ☐   ☐   ☐

SCORING INSTRUCTIONS FOR THE 2000 IKDC SUBJECTIVE KNEE EVALUATION FORM

Several methods of scoring the IKDC Subjective Knee Evaluation Form were investigated. The results indicated that summing the scores for each item performed as well as more sophisticated scoring methods.

The responses to each item are scored using an ordinal method such that a score of 1 is given to responses that represent the lowest level of function or highest level of symptoms. For example, item 1, which is related to the highest level of activity without significant pain is scored by assigning a score of 1 to the response "Unable to Perform Any of the Above Activities Due to Knee" and a score of 5 to the response "Very strenuous activities like jumping or pivoting as in basketball or soccer". For item 2, which is related to the frequency of pain over the past 4 weeks, the response "Constant" is assigned a score of 1 and "Never" is assigned a score of 11.

The IKDC Subjective Knee Evaluation Form is scored by summing the scores for the individual items and then transforming the score to a scale that ranges from 0 to 100. **Note**: The response to item 10 "Function Prior to Knee Injury" is not included in the overall score. The steps to score the IKDC Subjective Knee Evaluation Form are as follows:

1. Assign a score to the individual's response for each item, such that lowest score represents the lowest level of function or highest level of symptoms.
2. Calculate the raw score by summing the responses to all items with the exception of the response to item 10 "Function Prior to Your Knee Injury"
3. Transform the raw score to a 0 to 100 scale as follows:

$$\text{IKDC Score} = \left[\frac{\text{Raw Score - Lowest Possible Score}}{\text{Range of Scores}} \right] \times 100$$

Where the lowest possible score is 18 and the range of possible scores is 87. Thus, if the sum of scores for the 18 items is 60, the IKDC Score would be calculated as follows:

$$\text{IKDC Score} = \left[\frac{60-18}{87} \right] \times 100$$

$$\text{IKDC Score} = 48.3$$

The transformed score is interpreted as a measure of function such that higher scores represent higher levels of function and lower levels of symptoms. A score of 100 is interpreted to mean no limitation with activities of daily living or sports activities and the absence of symptoms.

The IKDC Subjective Knee Score can still be calculated if there are missing data, as long as there are responses to at least 90% of the items (i.e. responses have been provided for at least 16 items). To calculate the raw IKDC score when there are missing data, substitute he average score of the items that have been answered for the missing item score(s). Once the raw IKDC score has been calculated, it is transformed to the IKDC Subjective Knee Score as described above.

ICRS KNEE HISTORY REGISTRATION-PREVIOUS SURGERY
Surgeons part

Type of surgery: Check all that apply
Meniscal surgery:

Medial meniscal surgery :
Partial resection___ Subtotal resection__
Meniscal suture___
Meniscal Transplant___
Open___Arthroscop___

Lateral Meniscal Surgery
Partial resection___ Subtotal resection__
Meniscal Suture___
Meniscal Transplant___
Open___Arthroscop__

Ligament Surgery:
ACL repair__Intraarticular __ Extraarticular___
PCL-repair__Intraarticular___Extraarticular___
Medial-___Lateral-Collateral-ligament reconstruction___

Type of graft:
Patella-tendon__   Ipsilateral__Contralateral__
Single hamstrings-graft___
2 bundle hamstrings-graft___
4 bundle hamstrings-graft___
Quadriceps-graft___
Allograft___
Other___

Extensor Mechanism surgery:
Patella tendon repair___ Quadriceps-tendon repair___

Patellofemoral surgery:
Soft tissue realignment:
          Medial imbrication___ Lateral release___
Bone realignment:
          Tibial tubercle transfer:
Proximal__Distal__Medial__Lateral__Anterior__
          Trochlear plasty__
          Patellectomy__

          Cartilage resurfacing and reconstructive surgery:
          Debridement (shaving of fibrillated cartile and cartilage flaps)   ____
          Abrasion arthroplast   ____
          Microfracture   ____
          Subchondral drilling   ____
          Carbon fibre resurfacing   ____
          Osteochondral allograft   ____
          Multiple osteochondral autologous grafts   ____
          Periosteal resurfacing   ____
          Perichondral resurfacing   ____
          Autologous chondrocyte implantation + periosteum   ____
          Autologous chondrocyte implantation with membrane   ____
          Other type of technique: _____   ____

Surgeons part

Osteotomy: Tibia____Femur____ Varus____Valgus_____

Imaging techniques:

Plain x-rays:_____ Varus-angle_____Valgus-angle_____

CT____ CT-arthrography____ MRI____ Scintigraphy_____

Findings:

Articular cartilage appearance:_____

_____

Bone:_____ _____

_____

Ligaments:_____ _____

_____

Menisci:_____ _____

_____

2000 IKDC KNEE Examination Form
Surgeons part

Patient Name :_____   Date of Birth: ____/____/____
                                                          Day Month Year
Gender: ? F   ? M   Age :_____   Date of Examination:____/____/____
                                                          Day Month Year

Generalized Laxity:	?tight	?normal	?lax	
Alignment:	?obvious varus	?normal	?obvious valgus	
Patella Position:	?obvious baja	?normal	?obvious alta	
Patella Subluxation/Dislocation:	?centered	?subluxable	?subluxed	?dislocated

Range of Motion (Ext/Flex): Index Side: passive____/____/____   active____/____/____
                                  Opposite Side: passive____/____/____   active____/____/____

SEVEN GROUPS		FOUR GRADES				*Group Grade			
		A Normal	B Nearly Normal	C Abnormal	D Severely Abnormal	A	B	C	D
1.	**Effusion**	? None	? Mild	? Moderate	? Severe	?	?	?	?
2.	**Passive Motion Deficit**								
	ΔLack of extension	? <3°	? 3 to 5°	? 6 to 10°	? >10°				
	ΔLack of flexion	? 0 to 5°	? 6 to 15°	? 16 to 25°	? >25°	?	?	?	?
3.	**Ligament Examination** (manual, instrumented, x-ray)								
	ΔLachman (25° flex) (134N)	? -1 to 2mm	? 3 to 5mm(1⁺) ? <-1 to –3	? 6 to 10mm(2⁺) ? <-3 stiff	? >10mm(3⁺)				
	ΔLachman (25° flex) manual max Anterior endpoint:	? -1 to 2mm ? firm	? 3 to 5mm	? 6 to 10mm ? soft	? >10mm				
	ΔTotal AP Translation (25° flex)	? 0 to 2mm	? 3 to 5mm	? 6 to 10mm	? >10mm				
	ΔTotal AP Translation (70° flex)	? 0 to 2mm	? 3 to 5mm	? 6 to 10mm	? >10mm				
	ΔPosterior Drawer Test (70° flex)	? 0 to 2mm	? 3 to 5mm	? 6 to 10mm	? >10mm				
	ΔMed Joint Opening (20° flex/valgus rot)	? 0 to 2mm	? 3 to 5mm	? 6 to 10mm	?≥10mm				
	ΔLat Joint Opening (20° flex/varus rot)	? 0 to 2mm	? 3 to 5mm	? 6 to 10mm	? >10mm				
	ΔExternal Rotation Test (30° flex prone)	? <5°	? 6 to 10°	? 11 to 19°	? >20°				
	ΔExternal Rotation Test (90° flex prone)	? <5°	? 6 to 10°	? 11 to 19°	? >20°				
	ΔPivot Shift	? equal	? +glide	? ++(clunk)	? +++(gross)				
	ΔReverse Pivot Shift	? equal	? glide	? gross	? marked	?	?	?	?
4.	**Compartment Findings**			crepitation with					
	ΔCrepitus Ant. Compartment	? none	? moderate	? mild pain	? >mild pain				
	ΔCrepitus Med. Compartment	? none	? moderate	? mild pain	? >mild pain				
	ΔCrepitus Lat. Compartment	? none	? moderate	? mild pain	? >mild pain				
5.	**Harvest Site Pathology**	? none	? mild	? moderate	? severe				
6.	**X-ray Findings**								
	Med. Joint Space	? none	? mild	? moderate	? severe				
	Lat. Joint Space	? none	? mild	? moderate	? severe				
	Patellofemoral	? none	? mild	? moderate	?severe				
	Ant. Joint Space (sagittal)	? none	? mild	? moderate	? severe				
	Post. Joint Space (sagittal)	? none	? mild	? moderate	? severe				
7.	**Functional Test**								
	One Leg Hop (% of opposite side)	? ≥90%	? 89 to 76%	? 75 to 50%	? <50%				
**Final Evaluation						?	?	?	?

*   Group grade: The lowest grade within a group determines the group grade
**   Final evaluation: the worst group grade determines the final evaluation for acute and subacute patients. For chronic patients compare preoperative and postoperative evaluations. In a final evaluation only the first 3 groups are evaluated but all groups must be documented. Δ Difference in involved knee compared to normal or what is assumed to be normal.

IKDC COMMITTEE AOSSM: Anderson, A., Bergfeld, J., Boland, A. Dye, S., Feagin, J., Harner, C. Mohtadi, N. Richmond, J. Shelbourne, D., Terry, G. ESSKA: Staubli, H., Hefti, F., Hoher, J., Jacob, R., Mueller, W., Neyret, P. APOSSM: Chan, K., Kurosaka, M.

CARTILAGE REPAIR ASSESSMENT

Criteria	Points	
Degree of **Defect Repair** **I Protocol A** [1]	* In level with surrounding cartilage * 75% repair of defect depth * 50% repair of defect depth * 25% repair of defect depth * 0% repair of defect depth	4 3 2 1 0
I Protocol B [2]	* 100% survival of initially grafted surface * 75% survival of initially grafted surface * 50% survival of initially grafted surface * 25% survival of initially grafted surface * 0% (plugs are lost or broken)	4 3 2 1 0
II Integration to Border zone	* Complete integration with surrounding cartilage * Demarcating border < 1mm * 3/4 of graft integrated, 1/4 with a notable border >1mm width * 1/2 of graft integrated with surrounding cartilage, 1/2 with a notable border > 1mm * From no contact to 1/4 of graft integrated with surrounding cartilage	4 3 2 1 0
III Macroscopic Appearance	* Intact smooth surface * Fibrillated surface * Small, scattered fissures or cracs * Several, small or few but large fissures * Total degeneration of grafted area	4 3 2 1 0
Overall Repair Assessment	Grade I　　　　　normal Grade II　　　　nearly normal Grade III　　　　abnormal Grade IV　　　　severely abnormal	12　P 11-8 P 7-4　P 3-1　P

Cartilage Biopsy　　　　　　　　　　**Location** _____

(1) Protocol A:	(2) Protocol B:
autologous chondrocyte implantation (ACI); periosteal or perichondrial transplantation; subchondral drilling; microfracturing; carbon fibre implants; others:	Mosaicplasty; OAT; osteochondral allografts; others:

INSTRUCTIONS FOR THE 2000 IKDC KNEE EXAMINATION FORM

The Knee Examination Form contains items that fall into one of seven measurement domains. However, only the first three of these domains are graded. The seven domains assessed by the Knee Examination Form are:

1. *Effusion*
   An effusion is assessed by ballotting the knee. A fluid wave (less than 25 cc) is graded mild, easily ballotteable fluid – moderate (25-60 cc), and a tense knee secondary to effusion (greater than 60 cc) is rated severe.

2. *Passive Motion Deficit*
   Passive range of motion is measured with a gonimeter and recorded on the form for the index side and opposite or normal side. Record values for zero point/hyperextension/flexion (e.g. 10 degrees of hyperextension, 150 degrees of flexion = 10/0/150; 10 degrees of flexion to 150 degrees of flexion = 0/10/150). Extension is compared to that of the normal knee.

3. *Ligament Examination*
   The Lachman test, total AP translation at 70 degrees, and medial and lateral joint opening may be assessed with manual, instrumented or stress x-ray examination. Only one should be graded, preferably a "measured displacement". A force of 134 N (30 lbs) and the maximum manual are recorded in instrumented examination of both knees. Only the measured displacement at the standard force of 134 N is used for grading. The numerical values for the side to side difference are rounded off, and the appropriate box is marked.

   The end point is assessed in the Lachman test. The end point affects the grading when the index knee has 3-5 mm more anterior laxity than the normal knee. In this case, a soft end point results in an abnormal grade rather than a nearly normal grade.

   The 70-degree posterior sag is estimated by comparing the profile of the injured knee to the normal knee and palpating the medial femoral tibia step off. It may be confirmed by noting that contraction of the quadriceps pulls the tibia interiorly.

   The external rotation tests are performed with the patient prone and the knee flexed 30° and 70°.
   Equal external rotational torque is applied to both feet and the degree of external rotation is recorded.

   The pivot shift and reverse pivot shift are performed with the patient supine, with the hip in 10-20 degrees of abduction and the tibia in neutral rotation using either the Losee, Noyes, or Jakob techniques. The greatest subluxation, compared to the normal knee, should be recorded.

4. *Compartment Findings*
   Patellofemoral crepitation is elicited by extension against slight resistance. Medial and lateral compartment crepitation is elicited by extending the knee from a flexed position with a varus stress and then a valgus stress (i.e., McMurray test). Grading is based on intensity and pain.

5. *Harvest Site Pathology*
   Note tenderness, irritation or numbness at the autograft harvest site.

6. *X-ray Findings*
   A bilateral, double leg PA weightbearing roentgenogram at 35-45 degrees of flexion (tunnel view) is used to evaluate narrowing of the medial and lateral joint spaces. The Merchant view at 45 degrees is used to document patellofemoral narrowing. A mild grade indicates minimal changes (i.e., small osteophytes, slight sclerosis or flattening of the femoral condyle) and narrowing of the joint space which is just detectable. A moderate grade may have those changes and joint space narrowing (e.g., a joint space of 2-4 mm side or up to 50% joint space narrowing). Severe changes include a joint space of less than 2 mm or greater than 50% joint space narrowing.

7. *Functional Test*
   The patient is asked to perform a one leg hop for distance on the index and normal side. Three trials for each leg are recorded and averaged. A ratio of the index to normal knee is calculated.

ICRS Grade 0 - Normal

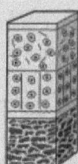

ICRS Grade 1 – Nearly Normal

Superficial lesions. Soft indentation (A) and/or superficial fissures and cracks (B)

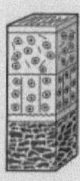 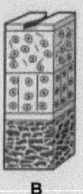

A   B

ICRS Grade 2 – Abnormal

Lesions extending down to <50% of cartilage depth

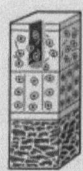

ICRS Grade 3 – Severely Abnormal

Cartilage defects extending down >50% of cartilage depth (A) as well as down to calcified layer (B) and down to but not through the subchondral bone (C). Blisters are included in this Grade (D)

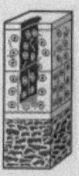 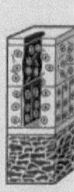 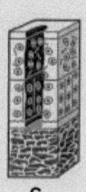 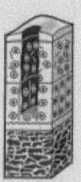

A   B   C   D

ICRS Grade 4 – Severely Abnormal

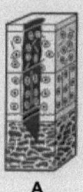 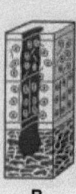

A   B

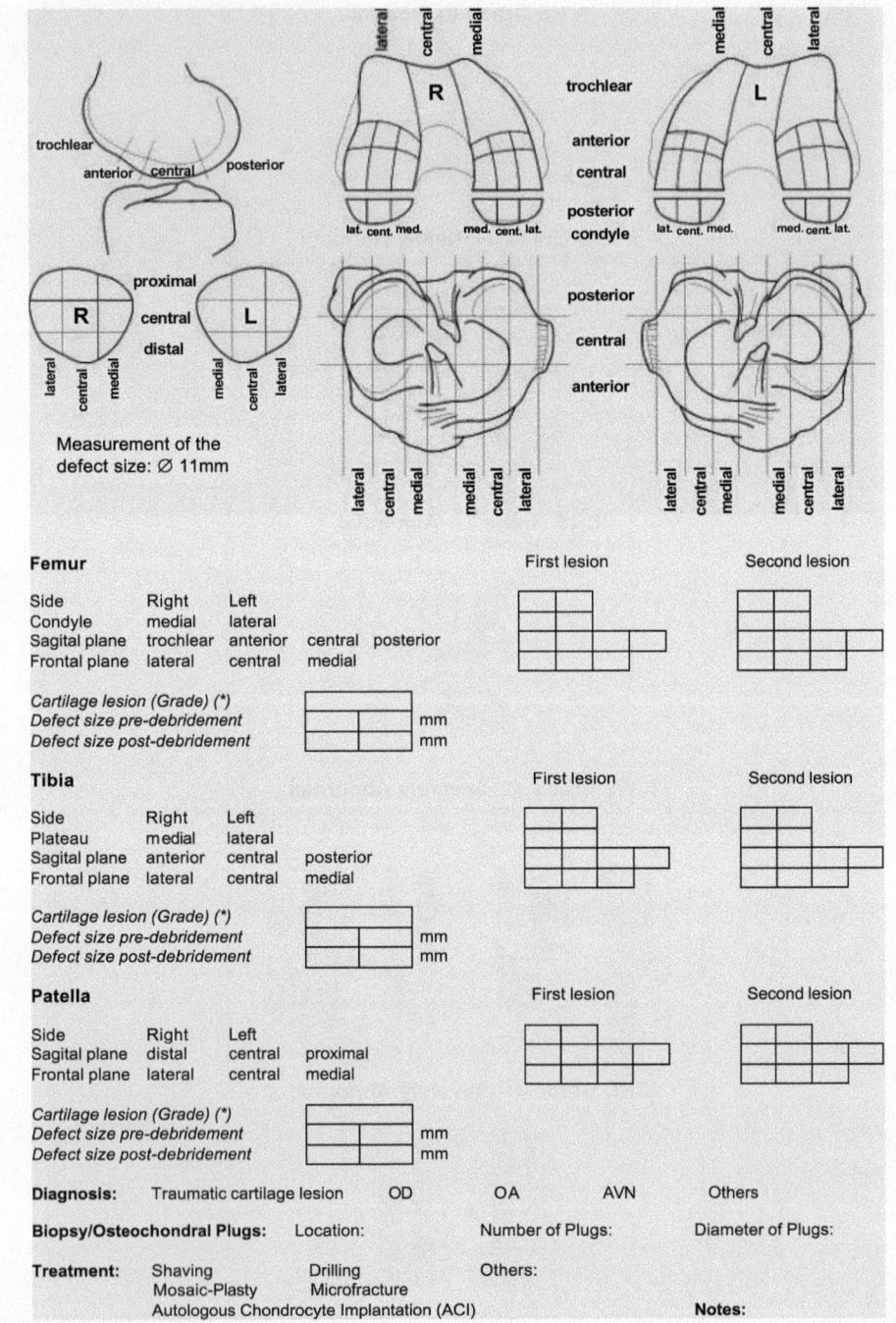

Femur

Side	Right	Left		
Condyle	medial	lateral		
Sagital plane	trochlear	anterior	central	posterior
Frontal plane	lateral	central	medial	

Cartilage lesion (Grade) (*)
Defect size pre-debridement ___ mm
Defect size post-debridement ___ mm

First lesion　　Second lesion

Tibia

Side	Right	Left	
Plateau	medial	lateral	
Sagital plane	anterior	central	posterior
Frontal plane	lateral	central	medial

Cartilage lesion (Grade) (*)
Defect size pre-debridement ___ mm
Defect size post-debridement ___ mm

First lesion　　Second lesion

Patella

Side	Right	Left	
Sagital plane	distal	central	proximal
Frontal plane	lateral	central	medial

Cartilage lesion (Grade) (*)
Defect size pre-debridement ___ mm
Defect size post-debridement ___ mm

First lesion　　Second lesion

Diagnosis: Traumatic cartilage lesion　OD　　OA　　AVN　　Others

Biopsy/Osteochondral Plugs: Location:　　Number of Plugs:　　Diameter of Plugs:

Treatment: Shaving　　Drilling　　Others:
Mosaic-Plasty　　Microfracture
Autologous Chondrocyte Implantation (ACI)　　**Notes:**

ICRS Classification of OCD-Lesions (Osteochondritis-Dissecans)

ICRS OCD I

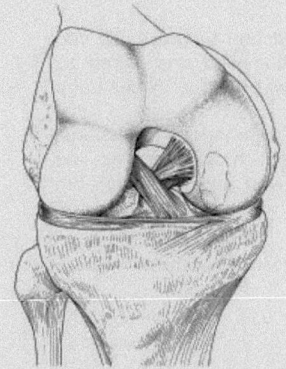

Stable, continuity: Softened area covered by intact cartilage.

ICRS OCD II

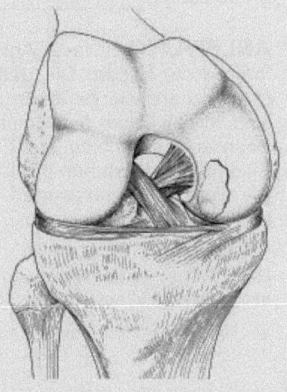

Partial discontinuity, stable on probing

ICRS OCD III

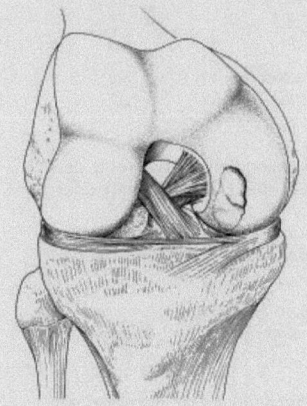

Complete discontinuity, "dead in situ", not dislocated.

ICRS OCD IV

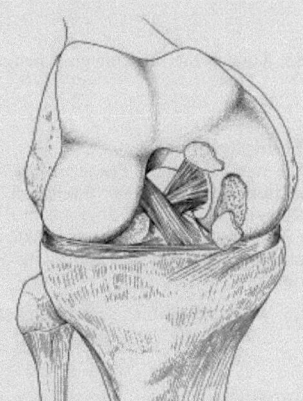

Dislocated fragment, loose within the bed or empty defect.> 10mm in depth is B-subgroup

„KOOS" KNIEFRAGEBOGEN

Datum:_____/_____/_____Geburtsdatum:_____/_____/_____

Patienten Nr: _____

ANLEITUNG:: Dieser Ankreuzbogen befragt Sie, welchen Eindruck Sie von Ihrem Knie haben. Die dadurch gewonnene Information wird uns helfen zu überwachen, wie es Ihnen mit Ihrem Knie geht und wie gut Sie in der Lage sind, Ihre üblichen Aktivitäten zu verrichten.
Beantworten Sie bitte jede Frage durch ankreuzen des zugehörigen Kästchens. Bitte nur ein Kästchen pro Frage ankreutzen. Wenn Sie sich unsicher sind, wie Sie die Frage beantworten sollen, wählen Sie die Anwort aus, die Ihnen am zutreffendsten erscheint.

Symptome
Diese Fragen beziehen sich auf Beschwerden von Seiten Ihres Kniegelenkes in der **vergangenen Woche.**

S1. Haben Sie Schwellungen an Ihrem Knie?

niemals	selten	manchmal	oft	immer
☐	☐	☐	☐	☐

S2. Fühlen Sie manchmal ein Mahlen, hören Sie manchmal ein Klicken oder irgende in Geräusch, wenn Sie Ihr Knie bewegen?

niemals	selten	manchmal	oft	immer
☐	☐	☐	☐	☐

S3. Bleibt Ihr Knie manchmal hängen, oder blockiert es, wenn Sie es bewegen?

niemals	selten	manchmal	oft	immer
☐	☐	☐	☐	☐

S4. Können Sie Ihr Knie ganz ausstrecken?

immer	oft	manchmal	selten	nie
☐	☐	☐	☐	☐

S5. Können Sie Ihr Knie ganz beugen?

immer	oft	manchmal	selten	nie
☐	☐	☐	☐	☐

Steifigkeit
Die nachfolgenden Fragen betreffen die Seifigkeit Ihres Kniegelenkes während der **letzten Woche.** Unter Steifigkeit versteht man ein Gefühl der Einschränkung oder Verlangsamung der Fähigkeit Ihr Kniegelenk zu bewegen.
Für jede der nachfolgenden Aktivitäten sollen Sie das Ausmaß der Schwierigkeiten angeben, welche Sie durch Ihr Kniegelenk innerhalb der letzten Woche erfahren haben.

S6. Wie stark ist Ihre Kniesteifigkeit morgens direkt nach dem Aufstehen?

keine	schwach	mäßig	stark	sehr stark
☐	☐	☐	☐	☐

S7. Wie stark ist Ihre Kniesteifigkeit nach dem Sie saßen, lagen, oder sich ausruhten im **Verlauf des Tages?**

keine	schwach	mäßig	stark	sehr stark
☐	☐	☐	☐	☐

Schmerzen

P1. Wie oft tut Ihnen Ihr Knie weh?

niemals	monatlich	wöchentlich	täglich	immer
☐	☐	☐	☐	☐

Wie ausgeprägt waren Ihre Schmerzen in der **vergangenen Woche** als Sie z.B:

P2. sich im Knie drehten?

keine	schwach	mäßig	stark	sehr stark
☐	☐	☐	☐	☐

P3. Ihr Knie ganz ausstreckten?

keine	schwach	mäßig	stark	sehr stark
☐	☐	☐	☐	☐

P4. Ihr Knie ganz beugten?

keine	schwach	mäßig	stark	sehr stark
☐	☐	☐	☐	☐

P5. auf ebenem Boden gingen?

keine	schwach	mäßig	stark	sehr stark
☐	☐	☐	☐	☐

P6. Treppen herauf oder heruntergingen?

keine	schwach	mäßig	stark	sehr stark
☐	☐	☐	☐	☐

P7. nachts im Bett lagen?

keine	schwach	mäßig	stark	sehr stark
☐	☐	☐	☐	☐

P8. saßen oder lagen, z.B. auf der Couch?

keine	schwach	mäßig	stark	sehr stark
☐	☐	☐	☐	☐

P9. aufrecht standen?

keine	schwach	mäßig	stark	sehr stark
☐	☐	☐	☐	☐

Aktivitäten des täglichen Lebens

Die nachfolgenden Fragen beziehen sich auf Ihre körperliche Leistungsfähigkeit. Hierunter verstehen wir Ihre Fähigkeit sich selbständig zu bewegen bzw. sich selbst zu versorgen.
Für jede der nachfolgenden Aktivitäten sollen Sie das Ausmaß der Schwierigkeiten angeben, welche Sie durch Ihr Kniegelenk innerhalb der **letzten Woche** erfahren haben.

Welche Schwierigkeiten hatten Sie **letzte Woche** als Sie z.B:

A1. Treppen herunterstiegen?

keine	wenig	einige	große	sehr große
☐	☐	☐	☐	☐

A2. Treppen heraufstiegen?

keine	wenig	einige	große	sehr große
☐	☐	☐	☐	☐

A3. vom Sitzen aufstanden?

keine	wenig	einige	große	sehr große
☐	☐	☐	☐	☐

Welche Schwierigkeiten hatten Sie **letzte Woche** als Sie z.B:

A4. standen?

keine	wenig	einige	große	sehr große
☐	☐	☐	☐	☐

A5. sich bückten um z.B. etwas vom Boden aufzuheben?

keine	wenig	einige	große	sehr große
☐	☐	☐	☐	☐

A6. auf ebenen Boden gingen?

keine	wenig	einige	große	sehr große
☐	☐	☐	☐	☐

A7. ins Auto ein- oder ausstiegen?

keine	wenig	einige	große	sehr große
☐	☐	☐	☐	☐

A8. einkaufen gingen?

keine	wenig	einige	große	sehr große
☐	☐	☐	☐	☐

A9. Strümpfe/Socken anzogen?

keine	wenig	einige	große	sehr große
☐	☐	☐	☐	☐

A10. vom Bett aufstanden?

keine	wenig	einige	große	sehr große
☐	☐	☐	☐	☐

A11. Strümpfe/Socken auszogen?

keine	wenig	einige	große	sehr große
☐	☐	☐	☐	☐

A12. im Bett lagen und sich drehten, ohne das Knie dabei zu beugen?

keine	wenig	einige	große	sehr große
☐	☐	☐	☐	☐

A13. in oder aus der Badewanne kamen?

keine	wenig	einige	große	sehr große
☐	☐	☐	☐	☐

A14. saßen?

keine	wenig	einige	große	sehr große
☐	☐	☐	☐	☐

A15. sich auf die Toilette setzten oder aufstanden?

keine	wenig	einige	große	sehr große
☐	☐	☐	☐	☐

A16. schwere Hausarbeit verrichteten (schrubben, Garten umgraben, ...)?

keine	wenig	einige	große	sehr große
☐	☐	☐	☐	☐

A17. leichte Hausarbeit verrichteten (Staub wischen, kochen, ...)?

keine	wenig	einige	große	sehr große
☐	☐	☐	☐	☐

Sport und Freizeit

Die nachfolgenden Fragen beziehen sich auf Ihre körperliche Belastbarkeit im Rahmen eher sportlicher Aktivitäten. Für jede der nachfolgenden Aktivitäten sollen Sie das Ausmaß der Schwierigkeiten angeben, welche Sie durch Ihr Kniegelenk innerhalb der **letzten Woche** erfahren haben.

Hatten Sie Schwierigkeiten **letzte Woche** als Sie z.B.:

SP1. in die Hocke gingen?

keine	wenig	einige	große	sehr große
☐	☐	☐	☐	☐

SP2. rannten?

keine	wenig	einige	große	sehr große
☐	☐	☐	☐	☐

SP3. hüpften?

keine	wenig	einige	große	sehr große
☐	☐	☐	☐	☐

SP4. sich auf Ihrem kranken Knie umdrehten?

keine	wenig	einige	große	sehr große
☐	☐	☐	☐	☐

SP5. sich hinknieten?

keine	wenig	einige	große	sehr große
☐	☐	☐	☐	☐

Beeinflussung der Lebensqualität durch das betroffene Knie

Q1. Wie oft spüren sei Ihr erkranktes Knie?

nie	monatlich	wöchentlich	täglich	immer
☐	☐	☐	☐	☐

Q2. Haben Sie Ihre Lebensweise verändert um eventuell Ihrem Knie schadende Tätigkeiten zu vermeiden?

nicht	wenig	etwas	stark	vollständig
☐	☐	☐	☐	☐

Q3. Wie sehr macht es Ihnen zu schaffen, daß Ihr Knie nicht?

gar nicht	wenig	einiges	schlimm	sehr schlimm
☐	☐	☐	☐	☐

Q4. Wie würden Sie insgesamt die Schwierigkeiten bewerten die Sie durch das Knie haben?

keine	wenig	etwas	große	sehr große
☐	☐	☐	☐	☐

Vielen Dank für die Beantwortung aller Fragen dieses Fragebogens

---

A User's Guide to:
Knee injury and Osteoarthritis Outcome Score
KOOS

KOOS is developed as an instrument to assess the patients opinion about their knee and associated problems.

KOOS is intended to be used for knee injury that can result in post traumatic osteoarthritis (OA); i.e. ACL (anterior cruciate ligament) injury, meniscus injury, chondral injury, etc.

KOOS is meant to be used over short and long time intervals; to assess changes from week to week induced by treatment (medication, operation, physical therapy) or over years due to the primary injury or post traumatic OA.

KOOS can be used to assess groups and to monitor individuals.

KOOS content validity was ensured through literature search, a pilot study and an expert panel (US and Sweden); patients, orthopedic surgeons and physical therapists.

KOOS consists of 5 subscales; **Pain**, other **Symptoms, Function in daily living (ADL), Function in sport and recreation (Sport/Rec)** and **knee related Quality of life QOL**. The last week is taken into consideration when answering the questions. Standardized answer options are given (5 Likert boxes) and each question gets a score from 0 to 4. A normalized score (100 indicating no symptoms and 0 indicating extreme symptoms) is calculated *for each subscale*. The result can be plotted as an outcome profile.

KOOS is patient-administered, the format is user friendly, and takes about 10 minutes to fill out.

KOOS is self-explanatory and can be administered in the waiting room or used as a mailed survey.

KOOS has been used in patients 14-78 years old.

KOOS reference values from a group of 50 subjects (mean 53 years, 37-79) with no previous and no current clinical signs of injury to the ACL or menisci and no radiographic signs of OA has been established [1].

KOOS has high test-retest reproducibility (ICC >0.75).

KOOS includes WOMAC Osteoarthritis Index LK 3.0 [2] in its complete and original format (with permission), and WOMAC scores can be calculated. WOMAC is valid for elderly subjects with knee OA.

KOOS construct validity has been determined in comparison with SF-36 [3, 4] and expected correlations were found [5-7]. Moderates to high correlations were found when comparing to the Lysholm knee scoring scale [6].

KOOS subscales "Sport and Recreation function" and "Quality of Life" were more sensitive and discriminative than the WOMAC subscales "Pain", "Stiffness", and "Function" when studied in subjects meniscectomized 21 years ago and with definite radiographic signs of OA (mean 57 years, 38-76) compared to age- and gendermatched controls [8].

KOOS responsiveness has been determined in three separate studies. Significant improvement was found after reconstruction of the ACL [7], after physical therapy [7], three months after arthroscopic partial meniscectomy [6] and 6 months after total knee replacement [5]. High effect sizes (mean score change/preoperative SD) were found, indicating fewer subjects needed to yield statistically significant differences.

KOOS validation work is ongoing. KOOS is currently being used in several clinical studies involving patients with meniscus injury, ACL-injury, cartilage injury, and post-traumatic osteoarthritis (for current update search PubMed using "KOOS + knee"). Several methodological papers regarding the KOOS have been published [5-8].

KOOS is currently available in the following versions, American-English, Swedish, Danish, and German. Unvalidated versions in Italian and Russian are available. The validation work of French and Spanish versions are ongoing.

KOOS information can be required from:

Ewa Roos PT PhD, Department of Orthopedics, Lund University Hospital, S-221 85 Lund, Sweden.
Fax: int+46(46) 13 07 32 E-mail: Ewa.Roos@ort.lu.se

REFERENCES

1.   EM Roos, M Klassbo, LS Lohmander: **WOMAC osteoarthritis index. Reliability, validity, and responsiveness in patients with arthroscopically assessed osteoarthritis. Western Ontario and MacMaster Universities.** *Scand J Rheumatol* 1999, **28**:210-5.

2.   N Bellamy, WW Buchanan, CH Goldsmith, J Campbell, LW Stitt: **Validation study of WOMAC: a health status instrument for measuring clinically important patient relevant outcomes to antirheumatic drug therapy in patients with osteoarthritis of the hip or knee.** *J Rheumatol* 1988, **15**:1833-40.

3.   JE Ware, Jr., CD Sherbourne: **The MOS 36-item short-form health survey (SF-36). I. Conceptual framework and item selection.** *Med Care* 1992, 30:473-83.

4.   JE Ware, Jr., K Snow, M Kosinski, B Gandek: **SF-36 Health Survey Manual and Interpretation Guide.** Boston, MA: The Health Institute, New England Medical Center; 1993.

5.   E Roos, S Toksvig-Larsen: **Knee injury and Osteoarthritis Outcome Score (KOOS) -validation and comparison to the WOMAC in total knee replacement.** *Health and Quality of Life Outcomes* 2003, **1**.

6.   EM Roos, HP Roos, C Ekdahl, LS Lohmander: **Knee injury and Osteoarthritis Outcome Score (KOOS)--validation of a Swedish version.** *Scand J Med Sci Sports* 1998, **8**:439-48.

7.   EM Roos, HP Roos, LS Lohmander, C Ekdahl, BD Beynnon: **Knee Injury and Osteoarthritis Outcome Score (KOOS)--development of a self-administered outcome measure.** *J Orthop Sports Phys Ther* 1998, **28**:88-96.

8.   EM Roos, HP Roos, LS Lohmander: **WOMAC Osteoarthritis Index-- additional dimensions for use in subjects with post-traumatic osteoarthritis of the knee. Western Ontario and MacMaster Universities.** *Osteoarthritis Cartilage* 1999, **7**:216-21.

KOOS *Reference data*
- ACL-reconstruction, meniscectomy, and post-traumatic OA

KOOS has been used in studies of anterior cruciate ligament (ACL) injury, meniscus injury, and post-traumatic osteoarthritis (OA). KOOS scores from three of these studies are given to enable KOOS-users to get familiar with the score. **To make scientific comparisons, use to the original articles referred to in each section!** The data is visualized in graphs. The mean scores for all five subscales are given and connected with a line which gives a **KOOS Profile**. 0 indicates extreme problems and 100 indicate no problems.

ACL data
(From: Roos E, Roos H, Lohmander LS, Ekdahl C, Beynnon B. Knee injury and Osteoarthritis Outcome Score (KOOS) - Development of a self-administered outcome measure. The Journal of Orthopaedic and Sports Physical Therapy 78(2)88-96, 1998.
In figure 1 data is given for 21 American subjects (9 males and 12 females) with ACL injury about to undergo reconstruction. Ten of the subjects had a combined meniscus injury. Their mean age was 32 (range 18 to 46). The majority had sustained their knee injury less than 6 months prior to operation. Ten subjects were competing in sports and nine were recreational athletes.

Interpretation: The Sport/Rec and Quality of Life subscales are the most sensitive subscales pre-operatively and changes the most post-operatively. ACL-injury affect daily life (ADL) little, and there is little room for improvement in this subscale. The Symptom score of 91 one year after reconstruction is primarily due to lack of full knee flexion. As known from clinical experience, pain is not a major symptom of ACL injury. The score of 80 pre-operatively can be due to ten subjects having an associated meniscus injury. When considering Pain, Symptoms, ADL and Sport/Rec the subjects can be considered having very little problems one year after surgery. They are mentally still aware of their knee though, as seen by a score of 75 in the subscale Quality of Life.

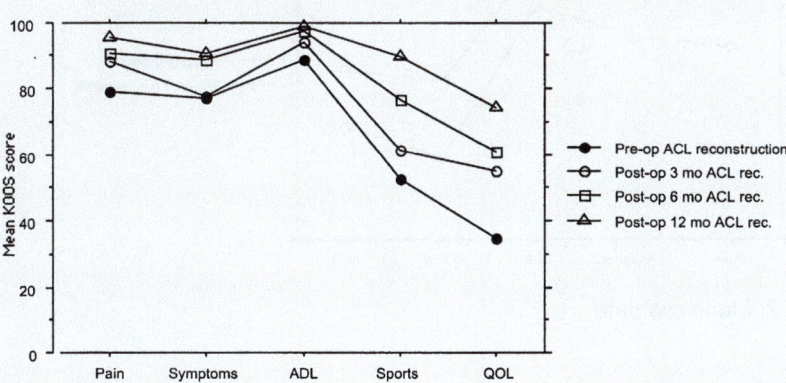

Figure 1. ACL reconstruction

Meniscus data

(From: Roos E, Roos H, Ekdahl C, Lohmander LS. Knee injury and Osteoarthritis Outcome Score (KOOS) - validation of a Swedish version. Scandinavian Journal of Medicine and Science in Sports: 8, 439-448, 1998.

In figure 2, data from 95 Swedish subjects (33 females) having an arthroscopic partial meniscectomy is reported. Their mean age was 42, ranging from 14 to 75. Mean duration of symptoms was one year, ranging from three months to more than 10 years. Approximately 50% had isolated tears, 25% had an associated ACL-injury, and 25% had associated cartilage damage.

Interpretation: A meniscus injury is associated with pain and symptoms such as limited range of motion, swelling, noise and catching. Pre-operatively, low scores are seen fin all scales. The KOOS profile 3 months post-operatively is comparable to the pre-operative profile of ACL reconstruction, with the exception of Quality of Life. It is surprising to see that the subjects still have significant problems three months after a meniscectomy. As previously seen in the ACL-group the subjects report more problems with Sport and Recreation Function and Quality of Life than with the other subscales. This is interesting since the other subscales (Pain, Symptoms and ADL) are the ones usually assessed clinically. When taking associated injuries into consideration, cartilage changes seen at arthroscopy was associated with generally lower scores, while an associated ACL injury was associated with generally higher scores. The pre- and post-operative profiles for isolated meniscus were very similar to the profiles in figure 2.

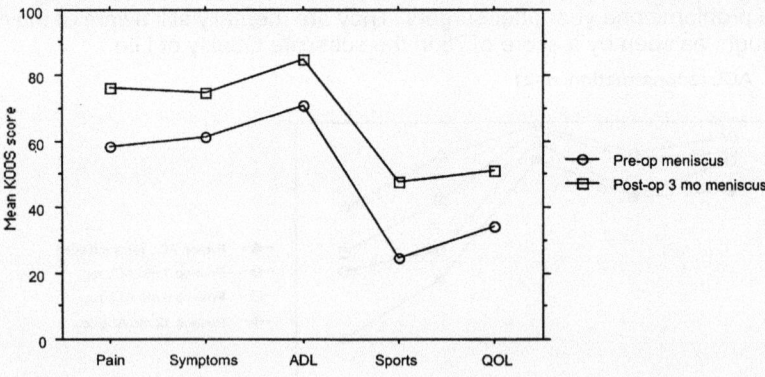

Figure 2. Meniscus data

OA data

(From: Roos E, Roos H, Lohmander LS. WOMAC Osteoarthritis Index - additional dimensions for use in post-traumatic osteoarthritis of the knee. Osteoarthritis and Cartilage: 7(3),216-221, 1999.)

A cohort operated on with open meniscectomy 21 years ago was asked to participate in a follow-up study. In figure 3 data from 41 subjects with radiological OA (defined as Kellgren and Lawrence ≥2) is compared to 50 subjects without radiographic OA from an age and sex-matched control group without known injury to the menisci or ACL, or radiographic OA. Mean age of the OA group was 57 years (range 38-76).

Interpretation: Statistical differences between the groups were found for all five subscales. However the Sport and Recreation and Quality of Life subscales are more discriminative than the other subscales. Symptom is the subscale scoring the lowest in the control group, primarily due to reported grinding, clicking or other noise from the knee. The profile of the post-meniscectomy OA group operated on 21 years ago can roughly be compared to the profile of the post-meniscectomy group operated on 3 months ago. It must be remembered that the subjects in the 21 year post-meniscectomy group were not patients seeking medical care for their knee problems but taking part in a follow-up study. The only criterion used to define OA was positive radiography (Kellgren and Lawrence ≥2).

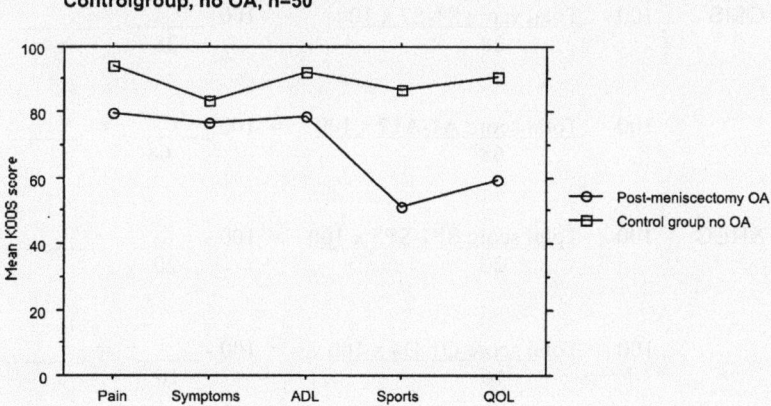

Figure 3. Post-traumatic OA versus an age and sex-matched control group without OA.

KOOS *Manual scoring sheet*

Instructions:
Assign the following scores to the boxes!

None	Mild	Moderate	Severe	Extreme
☐	☐	☐	☐	☐
0	1	2	3	4

Missing data. If a mark is placed outside a box, the closest box is chosen. If two boxes are marked, that which indicated the more severe problems is chosen. Missing data are treated as such; one or two missing values are substituted with the average value for that subscale. If more than two items are omitted, the response is considered invalid and no subscale score is calculated.

Sum up the total score of each subscale and divide by the possible maximum score for the scale. Traditionally in orthopedics, 100 indicates no problems and 0 indicates extreme problems. The normalized score is transformed to meet this standard. Please use the formulas provided for each subscale!

1. PAIN
$$100 - \frac{\text{Total score P1-P9} \times 100}{36} = 100 - \frac{\rule{2cm}{0.4pt}}{36} = \rule{2cm}{0.4pt}$$

2. SYMPTOMS
$$100 - \frac{\text{Total score S1-S7} \times 100}{28} = 100 - \frac{\rule{2cm}{0.4pt}}{28} = \rule{2cm}{0.4pt}$$

3. ADL
$$100 - \frac{\text{Total score A1-A17} \times 100}{68} = 100 - \frac{\rule{2cm}{0.4pt}}{68} = \rule{2cm}{0.4pt}$$

4. SPORT&REC
$$100 - \frac{\text{Total score SP1-SP5} \times 100}{20} = 100 - \frac{\rule{2cm}{0.4pt}}{20} = \rule{2cm}{0.4pt}$$

5. QOL
$$100 - \frac{\text{Total score Q1-Q4} \times 100}{16} = 100 - \frac{\rule{2cm}{0.4pt}}{16} = \rule{2cm}{0.4pt}$$

WOMAC *How to score from the KOOS*

Assign scores from 0 to 4 to the boxes as shown above. To get original WOMAC scores sum the item scores for each subscale. If you prefer percentage scores in accordance with the KOOS, use the formula provided below to convert the original WOMAC scores.

$$\text{Transformed scale} = 100 - \frac{\text{actual raw score} \times 100}{\text{Possible raw score range}}$$

WOMAC subscores	Original score = sum of the following items	Possible raw score range
Pain	P5-P9	20
Stiffness	S6-S7	8
Function	A1-A17	68

KOOS *Profile*

To visualize differences in the five different KOOS subscores and change between different administrations of the KOOS (e.g. pre-treatment to post-treatment), KOOS Profiles can be plotted.

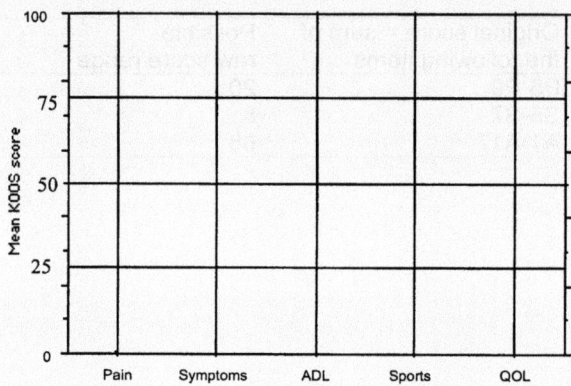

Legend

Symbol/color	Description (pre-treatment, post-treatment etc)	Date

Name: _____

Modifizierter Cincinnati Score

CARTICEL™ Service-Registrierung

Registriernummer: _____   **Patienteninitialen**

☐ ☐ ☐

VOM PATIENTEN AUSZUFÜLLEN

BIOPSIETERMIN

German 3/15/98

Berufliche Situation

Kreuzen Sie die Art der Arbeit an, der Sie nachgehen:
☐ Körperliche Arbeit   ☐ Nicht-körperliche Arbeit

☐ Andere, genauere Angaben: _____

Geben Sie die Anzahl der Arbeitstage an, die Sie im letzen Monat gefehlt haben:

Anzahl der gefehlten Arbeitstage: ☐☐

Verfügen Sie derzeit über eine Arbeits-Unfallversicherung? ☐ Nein ☐ Ja

Sportliche Aktivitäten

Kreuzen Sie an, wie häufig Sie Sport treiben.
(Nur ein Kästchen ankreuzen)
☐ **Stufe I** (sportliche Aktivitäten an 4-7 Tagen/Woche)
☐ **Stufe II** (sportliche Aktivitäten an 1-3 Tagen/Woche)
☐ **Stufe III** (sportliche Aktivitäten 1-3 Tage/Monat)
☐ **Stufe IV** (keine sportlichen Aktivitäten)

Kreuzen Sie an, welcher Art von sportlicher Betätigung Sie nachgehen. *(Nur ein Kästchen ankreuzen)*
☐ **Sprünge, schnelle Drehungen, Stöße**
(Basketball, Volleyball, amerikanisches Football, Gymnastik, Fußball)
☐ **Laufen, Drehungen, Verdrehen**
(Tennis, Racket, Eishockey, Feldhockey, Skifahren, Ringen)
☐ **Kein Laufen, Drehen, Springen**
(Fahrradfahren, Schwimmen)
☐ **Aktivitäten des täglichen Lebens bereiten mir keinerlei Probleme**
(kein Sport)
☐ **Aktivitäten des täglichen Lebens bereiten mir mäßige Probleme**
(kein Sport)
☐ **Aktivitäten des täglichen Lebens bereiten mir große Probleme, ich verwende Krücken, vollständige Behinderung**
(kein Sport)

Einstufung der Symptome

Kreuzen Sie in den folgenden vier Skalen diejenige Zahl an, die den höchsten Grad an Aktivitäten angibt, den Sie ohne Symptome in dem betroffenen Knie durchführen können.
Verwenden Sie dazu den folgenden Schlüssel:
Schlüsselauflösung:
0 = Starke Symptome (konstant, nicht gelindert) bei Aktivitäten des täglichen Lebens.
2 = Mäßige Symptome (häufig, einschränkend) bei Aktivitäten des täglichen Lebens.
4 = Ich bin in der Lage, Aktivitäten des täglichen Lebens allein zu bewältigen; Symptome bei leichter Arbeit/sportlicher Aktivität.
6 = Ich bin in der Lage, leichte Arbeiten/sportliche Aktivitäten ohne Laufen, Drehen, Winden oder Springen durchzuführen; Symptome bei mäßig schwerer Arbeiten/ sportlicher Aktivität.
8 = Ich bin in der Lage, mäßig schwere Arbeiten/sportliche Aktivitäten mit Laufen, Drehen, Winden oder Springen durchzuführen; Symptome bei belastender Arbeit/ sportlicher Aktivität.
10 = Normale Kniebelastung; ich bin in der Lage, belastende Arbeiten/sportliche Aktivitäten mit Sprüngen und schnellen Drehungen durchzuführen.

Schmerzen:
(Stark) ☐ 0 ☐ 2 ☐ 4 ☐ 6 ☐ 8 ☐ 10 (Normal)

Schwellung (Flüssigkeitsansammlungen im Knie, sichtbare Schwellung):
(Stark) ☐ 0 ☐ 2 ☐ 4 ☐ 6 ☐ 8 ☐ 10 (Normal)

Teilweises Nachgeben (partieller Kniekollaps, kein Stürzen):
(Stark) ☐ 0 ☐ 2 ☐ 4 ☐ 6 ☐ 8 ☐ 10 (Normal)

Vollständiges Nachgeben (Kniekollaps in Verbindung mit Stürzen):
(Stark) ☐ 0 ☐ 2 ☐ 4 ☐ 6 ☐ 8 ☐ 10 (Normal)

Einstufung der Schmerzen

Stufen Sie die Schmerzen in dem betroffenen Knie ein.

Haben Sie Schmerzen?
☐ Nein
☐ Ja (wenn Ja, unten spezifizieren)

Schmerzlokalisierung *(alle zutreffenden Aussagen ankreuzen):*
☐ Innen   ☐ Außen
☐ Kniescheibe, vorn   ☐ Knierückseite
☐ überall

Schmerztyp *(alle zutreffenden Aussagen ankreuzen):*
☐ stechend   ☐ anhaltend
☐ klopfend   ☐ brennend

Die Schmerzen treten auf *(alle zutreffenden Aussagen ankreuzen):*
☐ im Sitzen   ☐ im Stehen
☐ beim Treppensteigen   ☐ im Hocken
☐ beim Laufen/Springen

Die Schmerzen lassen nach *(alle zutreffenden Aussagen ankreuzen):*
☐ durch Vermeiden sportlicher Aktivitäten   ☐ durch Eingrenzen der täglichen Aktivitäten
☐ durch Ruhe/Medikamente   ☐ Schmerzen lassen sich nicht lindern

Sonstige Symptome

Beurteilen Sie, ob die folgenden Symptome in dem betroffenen Knie vorliegen.

Reiben der Kniescheibe: **Kniesteifigkeit:**
☐ Nein   ☐ Nein
☐ Ja   ☐ Ja

Kniebewegung kurzzeitig blockiert - einige Sekunden lang kann ich das Knie nicht bewegen, dann gibt sich dies wieder:
☐ Nein
☐ Ja

Kniebewegung länger blockiert - ich kann das Knie in einem solchen Fall über fünf Minuten oder länger nicht bewegen:
☐ Nein
☐ Ja

Gesamtsituation

Bewerten Sie die derzeitige Gesamtsituation.
(Kreuzen Sie nur eine Aussage an)

☐ 1 ☐ 2 ☐ 3 ☐ 4 ☐ 5 ☐ 6 ☐ 7 ☐ 8 ☐ 9 ☐ 10
schlecht   mäßig   gut   sehr gut   hervorragend

Schlecht (2) ...... Ich bin in den Aktivitäten des täglichen Lebens erheblich eingeschränkt.

Mäßig (4) ...... Ich bin in den Aktivitäten des täglichen Lebens leicht eingeschränkt, keine sportlichen Aktivitäten möglich.

Gut (6) ...... Ich bin bei sportlichen Aktivitäten etwas eingeschränkt, kann jedoch daran teilnehmen und diese kompensieren.

Sehr gut (8) ...... Ich bin bei sportlichen Aktivitäten nur in sehr geringem Maße eingeschränkt.

Hervorragend (10) Ich kann entsprechend meinen Wünschen und ohne Probleme allem (jeder Sportart) nachgehen.

(mit freundlicher Genehmigung von Genzyme Biosurgery)

CARTICEL™ Service-Registrierung

Registriernummer: _____
Implantationsnummer: _____

Patienteninitialen
☐☐☐

VOM PATIENTEN AUSZUFÜLLEN

Geben Sie die Anzahl der Monate bis zum Kontrolltermin oder die Zahl des Folgetermins an
☐ 6 ☐ 12 ☐ 24 ☐ S1 ☐ S2 ☐ S3

German 3/15/98

Berufliche Situation

Kreuzen Sie die **Art der Arbeit** an, der Sie nachgehen:
☐ Körperliche Arbeit ☐ Nicht-körperliche Arbeit
☐ Andere, genauere Angaben: _____

Geben Sie die Anzahl der **Arbeitstage** an, die Sie im letzten Monat **gefehlt** haben:

Anzahl der gefehlten Arbeitstage: ☐☐

Verfügen Sie derzeit über eine Arbeits-Unfallversicherung? ☐ Nein ☐ Ja

Sportliche Aktivitäten

Kreuzen Sie an, **wie häufig Sie Sport treiben.**
(Nur ein Kästchen ankreuzen)
☐ **Stufe I** (sportliche Aktivitäten an 4-7 Tagen/Woche)
☐ **Stufe II** (sportliche Aktivitäten an 1-3 Tagen/Woche)
☐ **Stufe III** (sportliche Aktivitäten 1-3 Tage/Monat)
☐ **Stufe IV** (keine sportlichen Aktivitäten)

Kreuzen Sie an, **welcher Art von sportlicher Betätigung** Sie nachgehen. *(Nur ein Kästchen ankreuzen)*
☐ **Sprünge, schnelle Drehungen, Stöße**
(Basketball, Volleyball, amerikanisches Football, Gymnastik, Fußball)
☐ **Laufen, Drehungen, Verdrehen**
(Tennis, Racket, Eishockey, Feldhockey, Skifahren, Ringen)
☐ **Kein Laufen, Drehen, Springen**
(Fahrradfahren, Schwimmen)
☐ **Aktivitäten des täglichen Lebens bereiten mir keinerlei Probleme**
(kein Sport)
☐ **Aktivitäten des täglichen Lebens bereiten mir mäßige Probleme**
(kein Sport)
☐ **Aktivitäten des täglichen Lebens bereiten mir große Probleme, ich verwende Krücken, vollständige Behinderung**
(kein Sport)

Einstufung der Symptome

Kreuzen Sie in den folgenden vier Skalen diejenige Zahl an, die den **höchsten** Grad an Aktivitäten angibt, den Sie **ohne** auftretende Symptome in dem **behandelten Knie** durchführen können. Verwenden Sie dazu den folgenden Schlüssel:

Schlüsselauflösung
0 = Starke Symptome (konstant, nicht gelindert) bei Aktivitäten des täglichen Lebens.
2 = Mäßige Symptome (häufig, einschränkend) bei Aktivitäten des täglichen Lebens.
4 = Ich bin in der Lage, Aktivitäten des täglichen Lebens allein zu bewältigen; Symptome bei leichter Arbeit/sportlicher Aktivität.
6 = Ich bin in der Lage, leichte Arbeiten/sportliche Aktivitäten ohne Laufen, Drehen, Winden oder Springen durchzuführen; Symptome bei mäßig schwerer Arbeiten/ sportlicher Aktivität.
8 = Ich bin in der Lage, mäßig schwere Arbeiten/sportliche Aktivitäten mit Laufen, Drehen, Winden oder Springen durchzuführen; Symptome bei belastender Arbeit/ sportlicher Aktivität.
10 = Normale Kniebelastung; ich bin in der Lage, belastende Arbeiten/sportliche Aktivitäten mit Sprüngen und schnellen Drehungen durchzuführen.

Schmerzen:
(Stark) ☐ 0 ☐ 2 ☐ 4 ☐ 6 ☐ 8 ☐ 10 (Normal)

Schwellung (Flüssigkeitsansammlungen im Knie, sichtbare Schwellung):
(Stark) ☐ 0 ☐ 2 ☐ 4 ☐ 6 ☐ 8 ☐ 10 (Normal)

Teilweises Nachgeben (partieller Kniekollaps, kein Stürzen):
(Stark) ☐ 0 ☐ 2 ☐ 4 ☐ 6 ☐ 8 ☐ 10 (Normal)

Vollständiges Nachgeben (Kniekollaps in Verbindung mit Stürzen):
(Stark) ☐ 0 ☐ 2 ☐ 4 ☐ 6 ☐ 8 ☐ 10 (Normal)

Einstufung der Schmerzen

Stufen Sie die Schmerzen in dem **behandelten Knie** ein.
Haben Sie Schmerzen?
☐ Nein
☐ Ja (wenn Ja, unten spezifizieren)

Schmerzlokalisierung *(alle zutreffenden Aussagen ankreuzen)*:
☐ Innen ☐ Außen
☐ Kniescheibe, vorn ☐ Knierückseite
☐ überall

Schmerztyp *(alle zutreffenden Aussagen ankreuzen)*:
☐ stechend ☐ anhaltend
☐ klopfend ☐ brennend

Die Schmerzen treten auf *(alle zutreffenden Aussagen ankreuzen)*:
☐ im Sitzen ☐ im Stehen
☐ beim Treppensteigen ☐ im Hocken
☐ beim Laufen/Springen

Die Schmerzen lassen nach *(alle zutreffenden Aussagen ankreuzen)*:
☐ durch Vermeiden sportlicher Aktivitäten ☐ durch Eingrenzen der täglichen Aktivitäten
☐ durch Ruhe/Medikamente ☐ Schmerzen lassen sich nicht lindern

Sonstige Symptome

Beurteilen Sie, ob die folgenden Symptome in dem **behandelten Knie** vorliegen.

Reiben der Kniescheibe: Kniesteifigkeit:
☐ Nein ☐ Nein
☐ Ja ☐ Ja

Kniebewegung kurzzeitig blockiert - einige Sekunden lang kann ich das Knie nicht bewegen, dann gibt sich dies wieder:
☐ Nein
☐ Ja

Kniebewegung länger blockiert - ich kann das Knie in einem solchen Fall über fünf Minuten oder länger nicht bewegen:
☐ Nein
☐ Ja

Gesamtsituation

Bewerten Sie die **derzeitige** Gesamtsituation.
(Kreuzen Sie nur eine Aussage an)

☐ 1 ☐ 2 ☐ 3 ☐ 4 ☐ 5 ☐ 6 ☐ 7 ☐ 8 ☐ 9 ☐ 10
schlecht mäßig gut sehr gut hervorragend

Schlecht (2) ...... Ich bin in den Aktivitäten des täglichen Lebens erheblich eingeschränkt.
Mäßig (4) ...... Ich bin in den Aktivitäten des täglichen Lebens leicht eingeschränkt, keine sportlichen Aktivitäten möglich.
Gut (6) ...... Ich bin bei sportlichen Aktivitäten etwas eingeschränkt, kann jedoch daran teilnehmen und diese kompensieren.
Sehr gut (8) ...... Ich bin bei sportlichen Aktivitäten nur in sehr geringem Maße eingeschränkt.
Hervorragend (10) Ich kann entsprechend meinen Wünschen und ohne Probleme allem (jeder Sportart) nachgehen.

Rehabilitation

Anzahl der Tage, an denen im letzten Monat Übungen durchgeführt wurden: ☐☐ Tage

Aktivitätsstatus:
☐ Veränderte Aktivität ☐ Volle Aktivität

CARTICEL^{SM} Service Registry

Registry Number: _____   Patient Initials ☐☐☐

TO BE COMPLETED BY CLINICAL STAFF

BIOPSY HARVESTING VISIT   3/12/96

Patient Demographics

Date of birth: ☐☐☐☐☐☐

Height: ☐☐☐ cm.

Gender: ☐ female ☐ male

Weight: ☐☐☐ kg.

Orthopedic Surgical History

Check the number of surgical procedures in the last 5 years.

LEFT KNEE	RIGHT KNEE
Diagnostic arthroscopy:	Diagnostic arthroscopy:
☐0 ☐1 ☐2 ☐≥3	☐0 ☐1 ☐2 ☐≥3
Debridement/Lavage:	Debridement/Lavage:
☐0 ☐1 ☐2 ☐≥3	☐0 ☐1 ☐2 ☐≥3
Abrasion/Drilling/Microfracture:	Abrasion/Drilling/Microfracture:
☐0 ☐1 ☐2 ☐≥3	☐0 ☐1 ☐2 ☐≥3
Meniscus repair/Meniscectomy:	Meniscus repair/Meniscectomy:
☐0 ☐1 ☐2 ☐≥3	☐0 ☐1 ☐2 ☐≥3
☐ medial ☐ lateral ☐ both	☐ medial ☐ lateral ☐ both
Ligament repair/Reconstruction:	Ligament repair/Reconstruction:
☐0 ☐1 ☐2 ☐≥3	☐0 ☐1 ☐2 ☐≥3
(check all that apply)	(check all that apply)
☐ACL ☐MCL ☐PCL ☐LCL	☐ACL ☐MCL ☐PCL ☐LCL
Tibial osteotomy:	Tibial osteotomy:
☐0 ☐1 ☐2 ☐≥3	☐0 ☐1 ☐2 ☐≥3
Other, specify: _____	Other, specify: _____
☐0 ☐1 ☐2 ☐≥3	☐0 ☐1 ☐2 ☐≥3

Etiology and Onset

Etiology:
☐ sports ☐ fall ☐ motor vehicle accident
☐ daily activities ☐ unknown

Injury date: ☐☐ – ☐☐

Onset:
☐ acute ☐ gradual

Symptom onset: ☐☐ – ☐☐

Clinician's Evaluation

Rate the patient according to the following scale.

☐1 ☐2 ☐3 ☐4 ☐5 ☐6 ☐7 ☐8 ☐9 ☐10
poor   fair   good   very   excellent
                            good

Poor (2) .... Patient has significant limitations in daily activities.
Fair (4) .... Patient has moderate limitations that affect daily activities, no sports possible.
Good (6) .... Patient has some limitations with sports but can participate by compensating.
Very good (8) . Patient has only a few limitations with sports.
Excellent (10) Patient is able to do whatever they wish (any sport) with no problems.

Pre Operative Diagnosis

Pre operative diagnosis: _____

Cartilage Grading Scale

Grade the cartilage of the defect area.
☐ Grade I   Softening and swelling.
☐ Grade II   Fragmentation and fissuring, < 1/2 inch (= 1.27 cm) in diameter.
☐ Grade III Fragmentation and fissuring, > 1/2 inch (= 1.27 cm) in diameter.
☐ Grade IV   Erosion of cartilage down to the bone.

Type of Defects

☐ focal acute defects   ☐ focal degenerative defects

Biopsy Harvesting Procedure

Date of biopsy: ☐☐☐☐☐☐

Biopsy taken from:
☐ left knee ☐ right knee
☐ other, specify: _____

Size of defect:	Defect #1	Defect #2	Defect #3
Length (mm):	☐☐	☐☐	☐☐
Width (mm):	☐☐	☐☐	☐☐

Biopsy site:
☐ medial femoral condyle ☐ intercondylar notch
☐ lateral femoral condyle ☐ other, specify: _____

Concurrent Procedures

Debridement/Lavage:
☐ No ☐ Yes

Meniscus repair/Meniscectomy: (check only one)
☐ No ☐ Yes ☐ medial ☐ lateral ☐ both

Ligament repair/Reconstruction: (check all that apply)
☐ No ☐ Yes ☐ ACL ☐ MCL ☐ PCL ☐ LCL

Fragment Reattachment/Removal:
☐ No ☐ Yes

Other:
☐ No ☐ Yes, specify: _____

Knee Examination

Conduct on BOTH knees. NOT under anaesthesia.

LEFT KNEE		RIGHT KNEE	
Extension: ☐☐☐°	Flexion: ☐☐☐°	Extension: ☐☐☐°	Flexion: ☐☐☐°

LEFT KNEE	RIGHT KNEE
Alignment:	Alignment:
☐ extreme varus < 0°	☐ extreme varus < 0°
☐ varus 0° to < 5°	☐ varus 0° to < 5°
☐ normal 5° to < 10°	☐ normal 5° to < 10°
☐ valgus 10° to < 15°	☐ valgus 10° to < 15°
☐ extreme valgus ≥ 15°	☐ extreme valgus ≥ 15°
Anteroposterior stability (mm):	Anteroposterior stability (mm):
☐ <5 ☐ 5 to < 10 ☐ ≥10	☐ <5 ☐ 5 to < 10 ☐ ≥10
Mediolateral stability:	Mediolateral stability:
☐ <5° ☐ 5° to < 10°	☐ <5° ☐ 5° to < 10°
☐ 10° to < 15° ☐ ≥ 15°	☐ 10° to < 15° ☐ ≥ 15°
Crepitus:	Crepitus:
☐ none	☐ none
☐ mild ☐ moderate ☐ severe	☐ mild ☐ moderate ☐ severe
Effusion:	Effusion:
☐ none	☐ none
☐ mild ☐ moderate ☐ severe	☐ mild ☐ moderate ☐ severe
Joint line pain:	Joint line pain:
☐ none	☐ none
☐ mild ☐ moderate ☐ severe	☐ mild ☐ moderate ☐ severe
☐ medial ☐ lateral	☐ medial ☐ lateral
Patella tracking:	Patella tracking:
☐ normal ☐ medial ☐ lateral	☐ normal ☐ medial ☐ lateral

(mit freundlicher Genehmigung von Genzyme Biosurgery)

CARTICEL™ Service Registry

Registry Number: _____
Implantation Number: _____

Patient Initials
☐ ☐ ☐ ☐

TO BE COMPLETED BY CLINICAL STAFF

Indicate month of follow-up or subsequent visit number
☐ 6　☐ 12　☐ 24　☐ S1　☐ S2　☐ S3

3/12/96

Clinician's Evaluation

Date of evaluation:
☐ ☐ ☐ ☐ ☐ ☐

Rate the patient according to the following scale.

☐ 1　☐ 2　☐ 3　☐ 4　☐ 5　☐ 6　☐ 7　☐ 8　☐ 9　☐ 10
　poor　　　fair　　　good　　　very　　　excellent
　　　　　　　　　　　　　　　　good

Poor (2) .... Patient has significant limitations in daily activities.

Fair (4) .... Patient has moderate limitations that affect daily activities, no sports possible.

Good (6) .... Patient has some limitations with sports but can participate by compensating.

Very good (8) ... Patient has only a few limitations with sports.

Excellent (10) .. Patient is able to do whatever they wish (any sport) with no problems.

Knee Examination

Conduct knee exam on both knees.

LEFT KNEE		RIGHT KNEE	
Extension:	**Flexion:**	**Extension:**	**Flexion:**
☐☐☐ °	☐☐☐ °	☐☐☐ °	☐☐☐ °

Alignment:
☐ extreme varus < 0°
☐ varus 0° to < 5°
☐ normal 5° to < 10°
☐ valgus 10° to < 15°
☐ extreme valgus ≥ 15°

Alignment:
☐ extreme varus < 0°
☐ varus 0° to < 5°
☐ normal 5° to < 10°
☐ valgus 10° to < 15°
☐ extreme valgus ≥ 15°

Anteroposterior stability (mm):
☐ < 5
☐ 5 to < 10
☐ ≥ 10

Anteroposterior stability (mm):
☐ < 5
☐ 5 to < 10
☐ ≥ 10

Mediolateral stability:
☐ < 5°
☐ 5° to < 10°
☐ 10° to < 15°
☐ ≥ 15°

Mediolateral stability:
☐ < 5°
☐ 5° to < 10°
☐ 10° to < 15°
☐ ≥ 15°

Knee Examination (cont.)

LEFT KNEE	RIGHT KNEE
Crepitus: ☐ none ☐ mild ☐ moderate ☐ severe	**Crepitus:** ☐ none ☐ mild ☐ moderate ☐ severe
Effusion: ☐ none ☐ mild ☐ moderate ☐ severe	**Effusion:** ☐ none ☐ mild ☐ moderate ☐ severe
Joint line pain: ☐ none ☐ mild ☐ moderate ☐ severe ☐ medial ☐ lateral	**Joint line pain:** ☐ none ☐ mild ☐ moderate ☐ severe ☐ medial ☐ lateral
Patella tracking: ☐ normal ☐ medial ☐ lateral	**Patella tracking:** ☐ normal ☐ medial ☐ lateral

Rehabilitation

Current type of rehabilitation:
☐ prescribed rehabilitation
☐ at home exercise program

Rehabilitation program:
☐ ahead of schedule
☐ on schedule
☐ behind schedule

In the case of an adverse event:
1. Call Genzyme Medical Affairs Europe at +31-35-6991299.
2. Complete an Adverse Event Page.
3. Fax completed Adverse Event Page to Genzyme Medical Affairs Europe, Hans Ebels, MD at +31-35-6948756.

Lysholm

Limp (5 points)

None	5
Slight or periodical	3
Severe and constant	0

Support (5 points)

Full support	5
Stick or crutch	3
Weight bearing impossible	0

Stairclimbing (10 points)

No problems	10
Slightly impaired	6
One step at a time	2
Unable	0

Squatting (5 points)

No problems	5
Slightly impaired	4
Not past 90°	2
Unable	0

Walking, running and jumping (70 points)

A. Instability

Never giving way	30
Rarely during athletic or other severe exertion	25
Frequently during athletic or other severe exertion (or unable to participate)	20
Occasionally in daily activities	10
Often in daily activities	5
Every step	0

B. Pain

None	30
Inconstant and slight during severe exertion	25
Marked on giving way	20
Marked during severe exertion	15
Marked on or after walking more than 2 km	10
Marked on or after walking less than 2 km	5
Constant and severe	0

C. Swelling

None	10
With giving way	7
On severe excertion	5
On ordinary excertion	2
Constant	0

Atrophy of thigh (5 points)

None	5
1–2 cm	3
More than 2 cm	0

Tegner

10. Competitive sports
Soccer – national and international elite

9. Competitive sports
Soccer – lower divisions
Ice hockey
Wrestling
Gymnastics

8. Competitive sports
Bandy
Squash or Badminton
Athletics (jumping etc.)
Downhill skiing

7. Competitive sports
Tennis
Athletics (running)
Motorcross, speedway
Handball
Basketball
Recreational sports
Soccer
Bandy and ice hockey
Squash
Athletics (jumping)
Cross-country track findings

6. Recreational sports
Tennis and badminton
Handball
Basketball
Downhill skiing
Jogging, at least five times a week

5. Work
Heavy labor
Competitive sports
Cycling
Cross-country skiing
Recreational sports
Jogging on uneven ground at least twice weekly

4. Work
Moderately heavy labor
Recreational sports
Cycling
Cross-country skiing
Jogging on even ground at least twice a weekly

3. Work
Light Labor
Competitive and recreational sports
Swimming
Walking in forest possible

2. Work
Light labor
Walking on uneven ground possible but
impossible to walk in forest

1. Work
Sedentary work
Walking on even ground possible

**0. Sick leave or disability pension because
of knee problems**

Freiburg Ankle Score (FAS)

Untersuchungsbogen Sprunggelenk

Orthopädische Klinik
Albert-Ludwigs-Universität
Freiburg

rechts (1) / links (2).................... ____

Trauma ja (1) / nein (2)............... ____

Beruf...

Schmerz .... ____

kein Schmerz 30
gelegentlicher Schmerz unter Belastung (Sport) -
keine Beeinträchtigung des täglichen Lebens
.... 25
leichter Schmerz unter Belastung (Sport) geringe
Beeinträchtigung des täglichen Lebens 20
starker Schmerz unter Belastung - Sport nicht
möglich - deutliche Beeinträchtigung des täglichen
Lebens - gelegentlicher Schmerz auch in Ruhe -
Schmerzmittel bei Bedarf......................... 15
ständiger Schmerz - regelmäßig Schmerzmittel
.... 10

**Stabilität/Unsicherheit beim
Gehen bzw. Laufen** .... ____

keine Unsicherheit.................................... 10
leichte Unsicherheit beim Laufen bzw. Gehen auf
unebenem Untergrund 8
Unsicherheit beim Gehen auf
ebenem Boden.. 6
Gehen nur mit Schiene/ orthopädischem Schuh
möglich... 0

**Leistungsfähigkeit/schmerzfreie
Gehstrecke (Limitierung wegen
Sprunggelenk)** .... ____

unbegrenzte Gehstrecke /
Belastungsdauer 10
Belastungsdauer kleiner als 1 Stunde........ 6
nur wenige Schritte/in der Wohnung/mit Gehhilfe
.... 0

PatientenDaten

Name: ....
Vorname: ....
Geburtsdatum: ....
Strasse:...
PLZ: ....
Ort:...
Tel:...
Fax:..

Gang.. ____

flüssig, kein Hinken 10
flüssig, leichtes Hinken............................. 8
schwerfällig, deutliches Hinken 6
Stock/Unterarmgehstützen........................ 0

**Umfangsdifferenz verletzt/gesund (über
Außenknöchel)** .... ____

0 cm 10
0-2 cm 6
>2 cm 0

Beweglichkeit

Dorsalextension...................... ____

30°.. 10
20°... 8
10°... 6
nicht möglich 0

Plantarflexion......................... ____

40°.. 10
30°... 8
20°... 6
10°... 4
nicht möglich 0

Kraft/Stabilität .... ____

Zehenstand möglich: 10 Wiederholungen. 10
Zehenstand möglich: 5 Wiederholungen..... 8
Zehenstand möglich: 1 Wiederholung......... 6
Zehenstand nicht möglich 0

SCORE TOTAL .... ____/100

Wichtige Analyseverfahren

Histologie

Histologische Analyseverfahren dienen dazu, charakteristische Strukturen im histologischen Schnitt eines Gewebes spezifisch anzufärben und so zu identifizieren. Auf diese Weise kann die Morphologie eines Gewebes farblich dargestellt sowie mikroskopisch begutachtet, ausgewertet und beschrieben werden.

Die „klassischen" Färbungen können an frischem, unfixiertem Material (Gefrierschnitte) sowie an paraffineingebettetem, formalinfixiertem Material durchgeführt werden. Sollen zelluläre Enzyme oder Stoffwechselprodukte nachgewiesen bzw. dargestellt werden, so sind eher unfixierte Gefrierschnitte geeignet, was eine präzisere Aussage ermöglicht.

Hämatoxylin-Eosin nach Ehrlich

Bei der Hämatoxylin-Eosin-Färbung (HE) nach Ehrlich werden alle basophilen Zell- und Gewebestrukturen, wie z. B. das Kernchromatin, manche Zytoplasmabestandteile und Teile der Knorpelgrundsubstanz, blau-violett, die azidophilen Anteile, wie z. B. das Zellzytoplasma und Interzellularsubstanzen wie Muskulatur und Bindegewebe, rot angefärbt. HE ist der gebräuchlichste Kernfarbstoff (s. Abb. 1).

Safranin-O

Mit der Safranin-O-Methode (Saf.-O) werden Zellkerne schwarz, das Zytoplasma grau-grün und die Knorpelgrundsubstanz sowie Muzine und Mastzellgranula orange bis rot angefärbt (Abb. 62).

Hämatoxylin-van-Gieson

Mit der Hämatoxylin-van-Gieson-Färbung (vG) werden Zellkerne dunkelbraun bis schwarz, Muskulatur und elastisches Bindegewebe gelb-braun und reifes kollagenes und re-

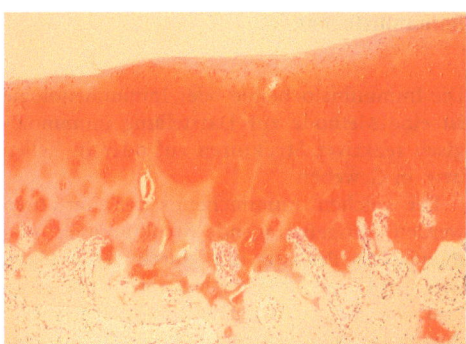

Abb. 62. Histologisches Bild von gesundem, ovinem Gelenkknorpel in Safranin-O-Färbung

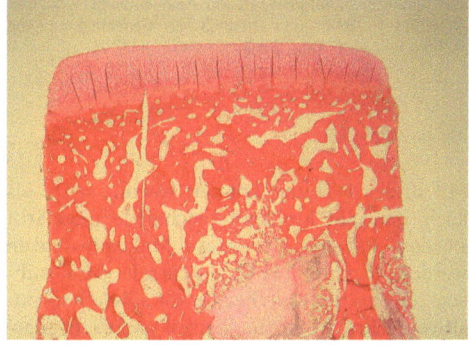

Abb. 63. Histologisches Bild von gesundem, ovinem Gelenkknorpel in Hämatoxylin-van-Gieson-Färbung

tikuläres Bindegewebe intensiv rot angefärbt. Diese Methode wird zur Bestimmung des Bindegewebsgehaltausmaßes von Fibrose bzw. Sklerose herangezogen. Unreifes Kollagen bzw. Kollagenvorstufen können nicht angefärbt werden. Mit der kombinierten Elastica-van-Gieson-Färbung können elastische Fasern schwarz dargestellt werden, was eine Differenzierung des Bindegewebes ermöglicht.

Alcian-Blau

Die Alcian-Blaufärbung ist insbesondere zur Darstellung von sauren Mukopolysacchariden geeignet. So werden saure Mukosubstanzen leuchtend rot, Zellkerne hellrot und der Hintergrund zartrosa angefärbt. Eine Unterscheidung von Sulfat- und Karboxylgruppen ist nicht möglich.

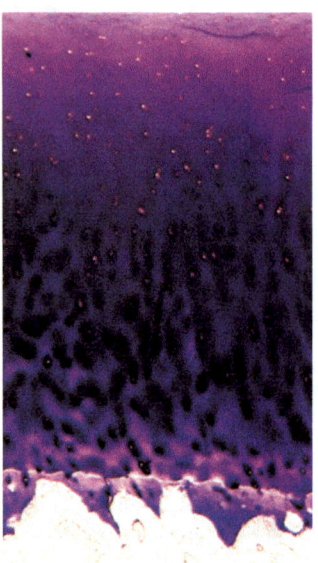

Abb. 65. Histologisches Bild von gesundem, humanem Gelenkknorpel in Toluidin-Blau-Färbung (mit freundlicher Genehmigung von S. Roberts, Oswestry, UK)

Toluidin Blau

Mittels Toluidin-Blau-Färbung kann die Vitalität der Chondrozyten bestimmt werden (Abb. 65).

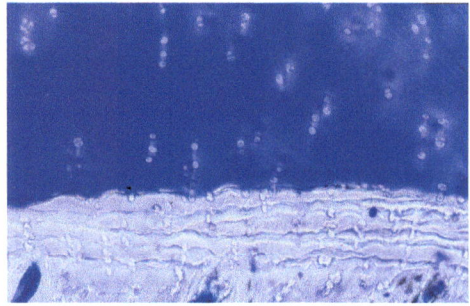

Abb. 64. Histologisches Bild von regeneriertem, equinen Gelenkknorpel in Alcian-Blau-Färbung nach autologer Chondrozytentransplantation (mit freundlicher Genehmigung von M. Sittinger und C. Kaps, Berlin)

Alcianblau-PAS

Mit dieser Färbung können sowohl saure als auch neutrale Mucopolysaccharide angefärbt werden. PAS-negative saure Mukosubstanzen werden leuchtend blau, neutrale Mukosubstanzen und Polysaccharide rot sowie PAS-positive, saure Mukosubstanzen gemischt dargestellt (Abb. 64).

Immunhistochemie

Die Immunhistochemie oder Immunhistologie ist eine Methode zur Darstellung immunologisch reaktiver Strukturen auf oder in Zellen bzw. in Geweben.

Bei solchen immunchemischen Verfahren werden Antigen tragende Strukturen im histologischen Präparat z.B. durch die Bindung von Antikörperfarbkomplexen an diesen immunhistochemisch markiert, was später eine fluoreszenzmikroskopische Begutachtung ermöglicht (Abb. 66, 67).

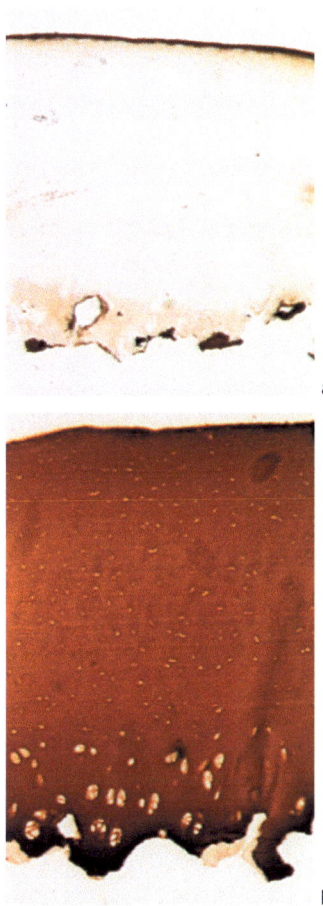

a

b

Abb. 66 a, b. Immunohistochemisches Bild gesunden, humanen Knorpels mit Darstellung von Kollagen I (**a**) und Kollagen II (**b**) (mit freundlicher Genehmigung von S. Roberts, Oswestry, UK)

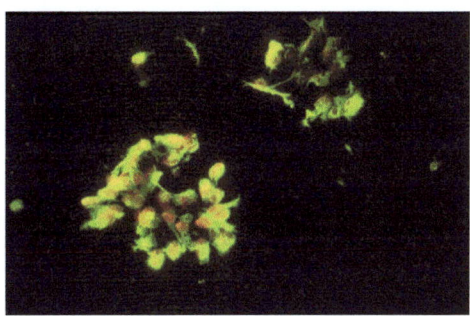

Abb. 67. Fluoreszenzmikroskopische Projektion von HAS3 Immunolokalisation auf ovinen Chondrozyten in 3-D-Hydrogel-Kultur nach zehn Wochen (in Zusammenarbeit mit H. Kurz, E. Mrosek und J. Schagemann, Freiburg)

Polymerasekettenreaktion (PCR)

Die Polymerasekettenreaktion (engl.: polymerase chain reaction) ist ein molekulargenetisches Verfahren, bei dem selektiv bestimmte DNA-Abschnitte amplifiziert, d. h. vervielfältigt, werden. Mittels DNA-Polymerasen werden DNA-Sequenzen, die von zwei synthetischen Oligonukleotiden (sog. Primer) eingerahmt werden, neu synthetisiert. Durch die exponenzielle Anreicherung, ausgehend von geringen Mengen DNA (10^{-9} bis 10^{-15} g), können nach mehrmaliger Wiederholung des Vorgangs (20–40 Zyklen) bestimmte DNA-Abschnitte nachweisbar gemacht werden oder für andere gentechnische Zwecke benutzt werden.

Zum Nachweis von RNA-Abschnitten muss die RNA mittels einer RNA-abhängigen DNA-Polymerase zunächst in eine DNA umkopiert werden.

Adressen

Anmerkung

Die Nennung der Hersteller und Präparate basiert auf eigenen Erfahrungen, ist beispielhaft und entsprechend der weiteren Entwicklungen fließend. Es soll ausdrücklich erwähnt sein, dass andere Kollegen mit Substanzen und Präparaten, die in diesem Buch nicht genannt sind, ebenfalls gute Erfolge erzielen.

AESCULAP AG & Co. KG
Am Aesculap-Platz
78532 Tuttlingen
www.bbraun.de

ARS ARTHRO AG
Life Science Center Esslingen
Schelztorstraße 54–56
73728 Esslingen
www.arsarthro.de

Arthrex GmbH
Liebigstraße 13
85757 Karlsfeld/München
www.arthrex.de

ARTHREX Bio Systems
Augustinusstr. 11 c
50226 Frechen
www.arthrexbio.de

ARTHROCARB Handelsgesellschaft mbH
Bei dem Neuen Krahn 2
20457 Hamburg
www.arthrocarb.de

Bionorica AG
Kerschensteinerstraße 11–15
92318 Neumarkt
www.bionorica.de

BioTissue Technologie GmbH
Engesserstraße 4a/4b
79108 Freiburg
www.biotissue-tec.com

Centerpulse AG
Ein Unternehmen der Zimmer-Gruppe
Andreasstrasse 15
8050 Zürich, Schweiz
www.centerpulse.com

RB Chemedica AG
Richard-Reitzner-Allee 1
85540 Haar
www.chemedica.de

CellTec GmbH
Frohmestraße 110
22459 Hamburg
www.celltec.gmbh.de

co.don AG
Warthestr. 21
14513 Teltow
www.codon.de

Dj Orthopedics Deutschland GmbH
Kulmbacher Straße 51
95512 Neudrossenfeld
www.djortho.de

Dyckerhoff Pharma GmbH & Co.
Robert-Perthel-Str. 49
50739 Köln
www.dyckerhoff-pharma.de

Educell
Teslova 30
1111 Ljubljana, Slovenia
web.hipergo.com/edcw/

EMS Medical GmbH
Obere Laube 44
78462 Konstanz
www.ems-medical.de

Ethicon GmbH
Robert-Koch-Straße 1
22851 Norderstedt
www.ethicon.de

Fidia Advanced Biopolymers
Via Ponte della Fabbrica 3
35031 Albano Therme, Padova, Italy
www.fidipharma.it

Geistlich Biomaterials
Bahnhofstrasse 40
6110 Wolhusen, Schweiz
www.geistlich.ch

Genzyme GmbH
Siemensstraße 5 b
63263 Neu-Isenburg
www.genzyme.de

Dr. Dipl.-Ing. Goettfert Systems GmbH
Aach-Linz, Bahnhofweg 4
88630 Pfullendorf
www.mbs-system.de

HERMES PHARMA GmbH
Landstraßer Hauptstraße 2 a
1030 Wien, Österreich
www.hermes-pharma.at

HEXAL AG
Industriestraße 25
83607 Holzkirchen
www.hexal.de

International Cartilage Repair Society (ICRS)
www.cartilage.org

Dr. Loges + Co. GmbH
Postfach 1262
21423 Winsen
www.loges.de

MedArtis
Keltenring 1–3
82041 München

medi Bayreuth GmbH & Co. KG
Medicusstr. 1
95448 Bayreuth
www.medi.de

Mitek
Geschäftsbereich der Ethicon GmbH
Oststraße 1
22844 Norderstedt
www.jnjgateway.com
www.mitek.biz

Mucos Pharma GmbH & Co.
Malvenweg 2
82538 Geretsried
www.mucos.de

Nemectron GmbH
Daimlerstr. 15
75185 Karlsruhe
www.nemectron.de

Opfermann Arzneimittel GmbH
Robert-Koch-Straße 2
51674 Wiehl
www.opfermann.de

ORMED GmbH & Co. KG
Merzhauser Straße 112
79100 Freiburg
www.ormed.de

Pascoe Pharm. Präparate GmbH
Schiffenberger Weg 55
35394 Gießen
www.pascoe.de

ratiopharm GmbH
Graf-Arco-Str. 3
89079 Ulm
www.ratiopharm.de

RIEMSER Arzneimittel AG
An der Wiek 7
17493 Greifswald – Insel Riems
www.riemser.de

ROBUGEN GMBH
Postfach 10 03 36
73730 Esslingen
www.robugen.de

Rodisma-Med Pharma GmbH
Kölner Str. 48
51149 Köln

SaluMedica, LLC
112 Krog Street, Suite 4
Atlanta, GA 30307, USA
www.salumedica.com

Signal Medizin Vertriebs GmbH
Implerstraße 7
81371 München
www.sigmed.de

Smith & Nephew GmbH
Surgical Division
Osterbrooksweg 71
22869 Schenefeld
www.smith-nephew.de

STADA Arzneimittel AG
Gebäude Stadastraße
Stadastraße 2–18
61118 Bad Vilbel
www.stada.de

KARL STORZ GmbH & Co. KG
Mittelstraße 8
78532 Tuttlingen
www.karlstorz.de

Strathmann AG
Sellhopsweg 1
22459 Hamburg
www.strathmannag.de

Synthes-Stratec, Inc.
Eimattstraße 3
4436 Oberdorf
www.synthes-stratec.com

TETEC
Tissue Engineering Technologies
Aspenhausstraße 25
72770 Reutlingen
www.tetec-gmbh.de

Verigen AG
Hemmelrather Weg 201
51377 Leverkusen
www.verigen.de

Wyeth Pharma GmbH
Wienburgstraße 207
48159 Münster
www.wyeth.de

Dr. Wissel
Hauptstraße 28
76764 Rheinzabern
www.HWI-Analytik.de

Sachverzeichnis

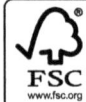

MIX
Papier aus verantwortungsvollen Quellen
Paper from responsible sources
FSC® C105338

If you have any concerns about our products,
you can contact us on
ProductSafety@springernature.com

In case Publisher is established outside the EU,
the EU authorized representative is:
**Springer Nature Customer Service Center GmbH
Europaplatz 3, 69115 Heidelberg, Germany**

Printed by Libri Plureos GmbH
in Hamburg, Germany